RÉSORPTION URINEUSE ET URÉMIE

DANS LES MALADIES

DES

VOIES URINAIRES

CONTRIBUTION A L'ÉTUDE DU TRAITEMENT DE LA PIERRE
DANS LA VESSIE.

PAR

Le Dʳ Jules GIRARD,

Interne des hôpitaux de Paris,
Membre correspondant de la Société anatomique,
Ancien Interne des hôpitaux de Grenoble,
Lauréat (1866 et 1867) et Prosecteur de l'École de Médecine de Grenoble.

PARIS

ADRIEN DELAHAYE, LIBRAIRE-ÉDITEUR

PLACE DE L'ÉCOLE-DE-MÉDECINE

—

1873

RÉSORPTION URINEUSE ET URÉMIE

DANS LES MALADIES

DES VOIES URINAIRES

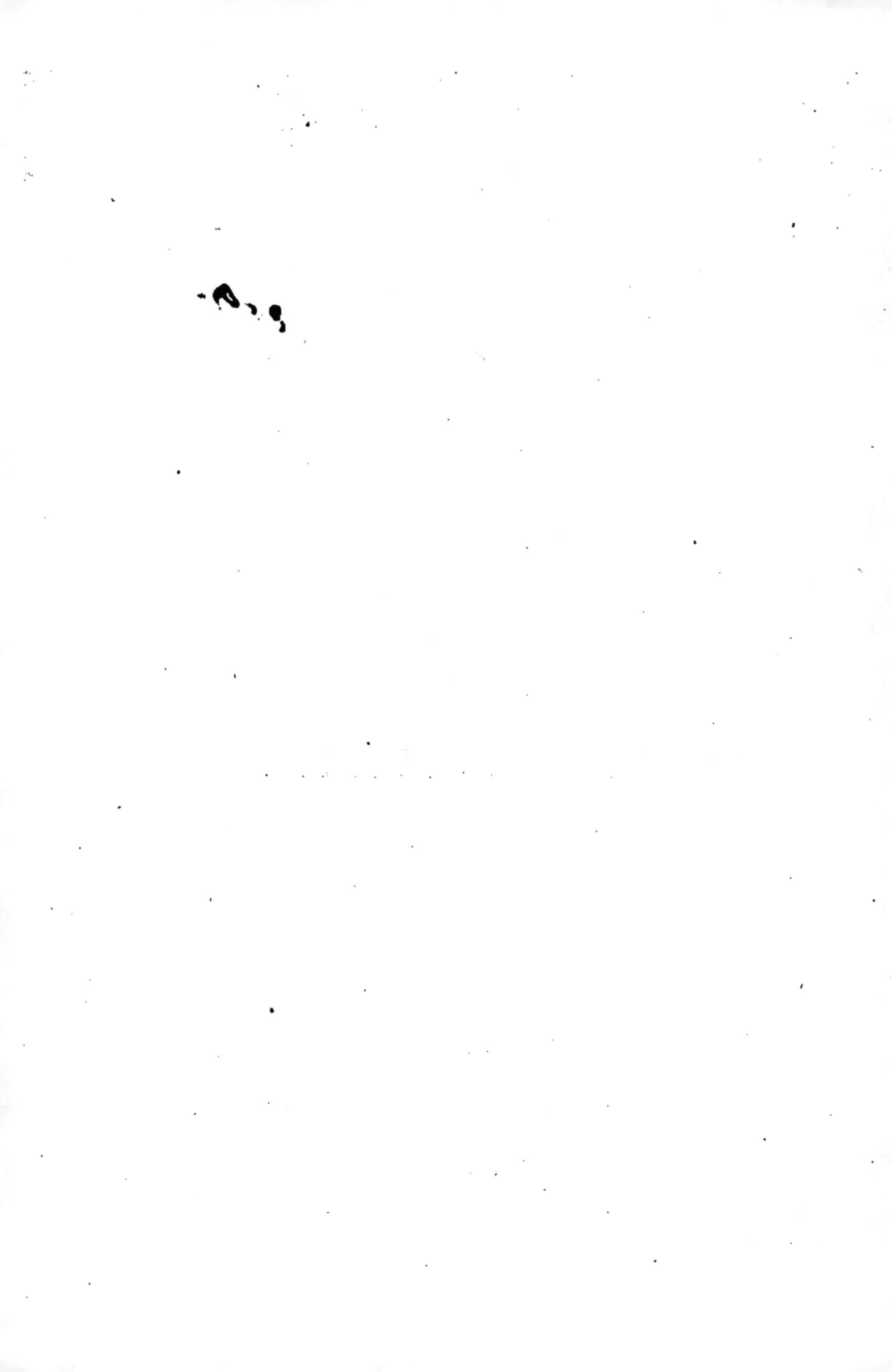

RÉSORPTION URINEUSE ET URÉMIE

DANS LES MALADIES

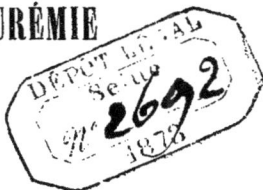

DES

VOIES URINAIRES

CONTRIBUTION A L'ÉTUDE DU TRAITEMENT DE LA PIERRE DANS LA VESSIE.

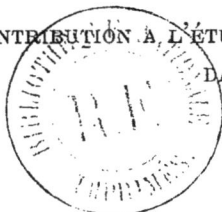

PAR

Le Dr Jules GIRARD,

Interne des hôpitaux de Paris,
Membre correspondant de la Société anatomique,
Ancien Interne des hôpitaux de Grenoble,
Lauréat (1666 et 1867) et Prosecteur de l'École de Médecine de Grenoble.

PARIS

ADRIEN DELAHAYE, LIBRAIRE-ÉDITEUR

PLACE DE L'ÉCOLE-DE-MÉDECINE

1873

A LA MÉMOIRE

DE MON PÈRE & DE MA MÈRE

A MA SOEUR AINÉE

A MES FRÈRES & SOEURS

A MA FAMILLE

A DUPONT et BRUN-BUISSON

———————

A LA MÉMOIRE

DE MON AMI ROSE

———————

A MES AMIS

A MES MAITRES DE L'ÉCOLE DE GRENOBLE

A MES MAITRES DANS LES HOPITAUX DE PARIS

———————

A LA MÉMOIRE DU PROFESSEUR LAUGIER

A LA MÉMOIRE DU DOCTEUR VIGLA

Médecin de l'Hôtel Dieu.

RÉSORPTION URINEUSE ET URÉMIE

DANS LES MALADIES

DES

VOIES URINAIRES

CONTRIBUTIONS A L'ÉTUDE DU TRAITEMENT DE LA PIERRE
DANS LA VESSIE.

INTRODUCTION.

Durant notre internat, et surtout l'année dernière, à la
Maison municipale de santé, nous avons pu observer un
grand nombre de maladies des voies urinaires.

Nous présentons à nos juges une étude sur la fièvre
uréthro-vésicale, et ce qui vaut peut-être mieux, des observations consciencieusement prises.

De la pathogénie que nous attribuons à cette fièvre,
découlent des conséquences directes au point de vue du
traitement, et surtout du traitement où l'art doit intervenir d'une manière active.

Les calculs vésicaux réclament fréquemment l'intervention du chirurgien, soit pour la lithotritie, soit pour la taille ; c'est également dans l'affection calculeuse] que les reins présentent le plus souvent des altérations concurremment avec celles des uretères et de la vessie, aussi consacrons-nous une partie de notre travail à quelques remarques sur le traitement de la pierre.

A quoi sont dus les accès de fièvre et les autres accidents à forme dite pernicieuse qu'on observe quelquefois dans les affections urinaires ?

Sont-ils dus à la résorption de l'urine ou aux lésions des reins ?

Ou bien ces deux causes n'interviennent-elles pas ?

Et si toutes les deux interviennent, les symptômes déterminés par les lésions des reins sont-ils absolument identiques à ceux de la résorption urineuse, ou bien en diffèrent-ils ?

Voilà les questions que nous nous sommes posées.

Nous n'envisagerons dans notre travail que les accidents aigus de la résorption urineuse et de l'urémie, car la résorption urineuse, quand elle s'exerce lentement, rentre dans le cadre du catarrhe chronique de la vessie, et nous renverrons aux auteurs de pathologie interne pour la symptomatologie des lésions rénales.

La clarté et la franchise au début, telles sont les deux qualités que nous désirons avoir, afin d'éviter une trop longue lecture à ecux que nos opinions trouveraient, dès l'abord, incrédules, et de permettre aux autres de suivre avec facilité le développement de nos arguments ; aussi formulerons-nous de suite les propositions suivantes :

I. Les accidents décrits sous le nom de fièvre uréthro-vésicale, intoxication urineuse par les auteurs, peuvent être attribués à deux causes :

1_0 L'accumulation dans le sang des matériaux de l'urine, par suite des lésions des reins qui gênent ou en abolissent la fonction. Les symptômes observés dans ces conditions sont identiques à ceux qu'on attribue à l'urémie, dans la maladie de Bright.

2° La résorption d'une urine malade. Dans ce cas, le plus fréquent, on voit survenir des accès de fièvre qui ont plus d'un rapport avec ceux d'un empoisonnement putride.

II. De même que les lésions rénales peuvent coexister avec celles de la vessie, et une altération des urines, de même on peut observer une forme mixte, où les signes de l'urémie se mêleront à ceux de la résorption urineuse.

En fin de compte, ce ne sont point des symptômes nouveaux sur lesquels nous attirons l'attention ; tous ont été étudiés et parfaitement décrits sous le nom de fièvre uréthro-vésicale (Civiale) ; d'intoxication urineuse (Maisonneuve, Saint-Germain) ; de fièvre urémique (Mauvais, Malherbe); mais nous voulons et nous croyons pouvoir apporter un peu de lumière dans leur pathogénie.

Pour quelques auteurs, tous ces accidents sont dus à la résorption de l'urine ; pour d'autres, l'altération des reins serait toujours la coupable ; pour d'autres, enfin, ce seraient la douleur et la défaillance nerveuse ! Pour nous, ils doivent être divisés en deux parts ; les uns appartiennent à l'urémie, à l'altération des reins, les autres à l'intoxication urineuse, à la résorption de l'urine et j'ajoute de l'urine malade. Ces deux groupes sont souvent mélangés, comme les altérations qui leur donnent naissance ; mais on les observe aussi séparément et ce sont ces cas types qui permettent de bien les connaître, de bien les étudier et de savoir, dans les cas compliqués, rapporter à chaque altération les symptômes qui lui sont propres.

C'est précisément pour n'avoir pas voulu envisager les deux termes de la question, pour avoir tout attribué à une seule et unique cause, que les partisans de la résorption de l'urine et de la fièvre urémique se trouvent en présence de cas qui les gênent, de résorption urineuse sans porte d'entrée et de fièvre urémique sans lésions du rein.

Mais avant d'aller plus loin, il nous paraît nécessaire de faire une revue historique des différentes opinions émises sur le sujet.

CHAPITRE Ier.

HISTORIQUE.

Il est certain que les anciens chirurgiens connaissaient les accidents dont nous parlons, mais comme ils en ignoraient complètement la nature, ils aimèrent mieux les passer sous silence, ou bien attribuer les accès de fièvre à une maladie intercurrente, et les cas de mort dans le coma, à une hémorrhagie cérébrale.

Les théories sur la pathogénie de la fièvre uréthro-vésicale datent surtout du jour où Velpeau signala le premier (dans l'article *Articulations,* du Dictionnaire en 30 vol.), les arthrites consécutives ou cathétérisme des voies urinaires. « Une forme d'arthrite à noter est celle qu'on observe quelquefois à la suite du cathétérisme ou des opérations qu'on pratique sur l'urèthre. Bien qu'elle n'ait été l'objet d'aucun travail spécial, il ne paraît pas cependant qu'elle soit très-rare. Je l'ai observée trois fois et M. Moffait (Thèse de Paris, 1810, n° 13) fait déjà mention d'un cas de ce genre. L'un des malades qui me l'ont offert, tourmenté depuis longtemps par une coarctation uréthrale, était pris d'un violent accès de fièvre à chaque tentative que je faisais pour lui passer une bougie. Le soir d'un de ces essais, le tremblement et la fièvre furent accompagnés de très-vives douleurs à l'articulation tibio-tarsienne gauche ; la suppuration fut très-rapide. » Civiale revendique très-énergiquement la priorité, mais la plupart des auteurs l'attribuent à Velpeau ; la question n'ayant pas une grande importance pour nous, nous nous contentons d'enregistrer les réclamations de Civiale. Plus tard, dans le troisième volume de ses *Leçons cliniques*, le chirurgien de la Charité revient sur ces arthrites consécutives au cathétérisme, cite des cas d'abcès urineux généralisés et essaie d'édifier une théorie. « L'urine, dit-il, est un des liquides les plus dangereux de l'économie et qui produit les ravages les plus affreux quand il est sorti de ses canaux naturels, quand il est épanché dans les cavités séreuses, infiltré dans le tissu cellulaire. Serait-il donc étonnant que quelques-uns de ses principes forcés on ne sait comment de rentrer dans le torrent de la circulation par suite de l'opération du cathétérisme, pratiquée dans certaines conditions peu ou mal connues, ne devinssent la cause de tous ces phénomènes ? Je n'insisterai pas plus longtemps sur ce point, car il serait trop facile de s'égarer dans le champ des hypothèses. » Velpeau voyait juste ; les rapports de l'infection purulente, avec l'infection urineuse, lui apparaissaient nettement ; les points de ressemblance des arthrites, des abcès, de l'infection purulente avec ceux de l'infection urineuse, tentaient un rapprochement ; mais il hésitait, avait peur de se perdre dans le champ des hypothèses, car il ne pouvait s'expliquer l'introduction de l'urine dans le sang, après un simple cathétérisme. Quant aux accidents dits pernicieux, convulsifs, comateux ou cholériformes, il en rapporte bien quelques cas, mais il avoue n'en trouver aucune explication.

Pendant ce temps, Civiale, qui avait déjà publié cinq

cas d'abcès multiples à la suite de cathétérisme ou de lithotritie, en rassemblait plusieurs autres dans la deuxième édition de son traité. Mais Civiale, à qui on doit certainement beaucoup, n'avait pas l'esprit généralisateur ; la pathologie générale n'était pas de son domaine; ainsi, après avoir rapporté plusieurs observations très-concluantes, il se contente de discuter la pathogénie en deux phrases et de ne pas admettre la phlébite. « En exposant dans ma première édition les faits qui s'étaient offerts à moi, je m'étais abstenu, à dessein, de les catégoriser et de faire intervenir la phlébite qui a été d'un si grand secours dans les explications anticipées dont fourmillent les livres modernes. Ce que je n'avais pas cru pouvoir faire, d'autres l'ont essayé. Ils n'ont vu dans ces formidables accidents que les effets d'une inflammation des veines. Certainement, il peut y avoir simultanément phlébite ; celle-ci a même été constatée à l'autopsie ; mais il est difficile de rapporter tous les faits à cette classe.»

Il est vrai que dans l'édition de 1859, il discute plus longuement l'étiologie de ces accidents ; mais nous y reviendrons en temps opportun.

La phlébite était alors en honneur ; l'infection purulente commençait à être bien connue ; les rapports symptomatiques de l'infection urineuse et de l'infection purulente les firent confondre ; on chercha une inflammation des veines, et comme dans certains cas, elle existait, on s'empressa de conclure que là était la cause des accidents observés.

Mais dans tous les cas, on aurait dû retrouver la phlébite et il n'en fut rien.

Mais le frisson apparaît quelquefois deux heures après le cathétérisme, est-il possible alors d'admettre que la phlébite soit déjà suppurée? Mais enfin, s'il y a des points de contact entre l'infection urineuse et l'infection purulente, il y a aussi des différences notables dans la gravité, la marche plus rapide des abcès secondaires urineux et le pus différent qu'ils fournissent.

Pour un grand nombre de praticiens, les accès de fièvre étaient la conséquence naturelle d'une réaction provoquée par les manœuvres opératoires sur l'urèthre et sur la vessie ; la sensibilité exagérée de certains individus, leur pusillanimité et le choc nerveux qu'ils ressentent à la suite de la moindre opération, seraient la cause du mal.

C'est bien ! mais comment se fait-il qu'on voit survenir les mêmes accidents dans le cours d'une maladie des organes urinaires, sans que la moindre opération ait été pratiquée ? Comment se fait-il que Reybard qui attribue tout à la douleur, ait vu (d'accord en cela avec beaucoup d'autres chirurgiens) des gens très-sensibles n'avoir absolument aucun accident à la suite d'un cathétérisme ?

Comment se fait-il que chez certains malades, dont le canal ne peut supporter la plus petite bougie, les accidents n'arrivent que lorsque la sensibilité est éteinte et qu'on passe des bougies n° 10 ou 12 ?

En ce moment même, à l'Hôtel-Dieu, dans le service de M. Cusco, dont nous avons l'honneur d'être l'interne, sont couchés deux malades atteints de rétrécissements. Le premier présentait une sensibilité exagérée du canal, que le bromure de potassium fit bientôt cesser ; il n'a jamais eu d'accès de fièvre après des cathétérismes répétés fréquemment ; mais ses urines sont restées parfaitement normales. Le second, au contraire, dont les urines sont devenues un peu troubles et à réaction alcaline, après l'introduction de plusieurs sondes, a eu deux accès de fièvre sans gravité, il est vrai, et qui ont cédé rapidement au sulfate de quinine et à une bouteille eau de Sedlitz.

Bonnet (de Lyon) invoque une sorte de réfrigération rapide et une dépression considérable des forces qui sur-

viennent à la suite de toute opération sur les voies urinaires. Suivant lui, l'action hyposthénisante de l'opération
s'ajoute à l'action du froid habituel aux malades atteints de
lésions de la vessie. C'est peut-être une description du
premier stade de l'accès de fièvre que Bonnet donne, mais
quant à une explication quelconque des symptômes observés, je ne la comprends pas. Et puisque nous rapportons toutes les opinions, citons celle de Heurteloup
qui nous prouvera combien à cette époque la pathogénie
de ces accidents était peu connue, et combien dans leur
explication l'esprit pouvait errer à sa guise. Pour Heurteloup, les accidents fébriles ont pour point de départ la
défaillance nerveuse, et la défaillance nerveuse est un état
de l'organisme où il n'y a pas oubli, mais impuissance de
la part de la masse cérébro-spinale de commander aux
contractions musculaires par extinction ou suspension
momentanée de la sensibilité générale.

En 1853, Perdrigeon, interne de Velpeau, étudie dans sa
thèse de doctorat les accès fébriles qui apparaissent après
un cathétérisme ou une opération quelconque pratiquée
sur les voies urinaires et les divise en trois degrés. Dans
le premier, les frissons suivis de fièvre disparaissent d'eux-
mêmes par le repos ou par l'emploi de légers antiphlogis-
tiques ; dans le deuxième, ces accidents persistant malgré
un traitement actif, une douleur se fera sentir dans un point
quelconque de l'économie, le plus souvent dans une articulation, et une arthrite purulente ou une inflammation
phlegmoneuse pourront en être la conséquence ; dans le
troisième degré, enfin, le malade succombera après un ou
plusieurs accès, comme emporté par une fièvre intermittente pernicieuse.

Dans cette dernière catégorie, l'auteur range les accidents choisiformes, des vomissements incoercibles, une

diarrhée intense ; il parle aussi d'une prostration complète
des forces, mais il ne signale pas le coma et le délire. Quant
à la nature de la maladie, l'élève va plus loin que le maître,
et ce qui, pour Velpeau, n'était qu'une hypothèse, est
pour Perdrigeon la seule explication plausible des accidents fébriles qui surviennent à la suite d'un cathétérisme.
« L'introduction d'une certaine quantité d'urine dans le
sang est donc pour nous la cause qui donne lieu aux accidents fébriles intermittents déterminés par le cathétérisme. »

Mais quelle est la porte d'entrée ? Mais pourquoi le simple cathétérisme donne-t-il lieu à ces accidents, quand de
larges voies ouvertes à l'absorption de l'urine (uréthrotomie interne) peuvent n'en déterminer aucun ? L'absorption
de toutes les variétés d'urines, saines ou normales, est-elle
également dangereuse ?

Perdrigeon laisse toutes ces questions de côté ; la marche de l'infection urineuse, qui présente tant d'analogie
avec celle de l'infection purulente ; l'impossibilité, d'autre
part, d'invoquer la phlébite, ont suffi pour le convaincre.
C'est aussi à l'absorption de l'urine qu'il attribue les accidents rangés par lui dans la troisième catégorie sous le
nom de pernicieux.

Dans le *Moniteur des hôpitaux* de 1856 (1re série, t. IV,
nº 119), notre savant professeur de clinique chirurgicale,
M. Verneuil, publie un cas malheureux de cathétérisme, à
la suite duquel on observe deux accès de fièvre répétés,
puis une fièvre continue, et enfin une prostration considérable et la mort. A l'autopsie, on remarque les altérations
de la cystite chronique et des lésions très-avancées dans
les deux reins. Comment expliquer cette mort? « Le cathétérisme, on ne peut pas le nier, a été la cause déterminante
d'une néphrite aiguë ; par quel mécanisme a-t-il agi? Pro-

bablement par continuité de tissus. Y a-t-il eu primitive-
ment dans l'urèthre ou au col de la vessie, une inflammation causée par la bougie, et dont les traces se seraient
plus tard effacées? Je l'ignore; mais, dans tous les cas, ni
l'élève de service, qui a introduit la première sonde, ni
moi-même, n'avons à nous reprocher la moindre blessure
du canal. » Il est dit cependant, dans l'observation : « La
visite était finie, j'étais parti. L'élève introduisit une sonde
sans grande difficulté, l'instrument s'arrêta à une certaine profondeur, quelques gouttes de sang s'écoulèrent,
mais il n'en résulta ni douleurs, ni accidents. » Quoi qu'il
en soit, M. Verneuil, paraissant attribuer à la néphrite
tous les symptômes observés, cherche la cause de cette
inflammation dans la constitution médicale régnante et
l'état nosologique de la salle qui lui avait déjà fait perdre
plusieurs malades.

Dans la troisième édition de son Traité des organes génito-urinaires (1859), Civiale conservant sa division :
1° fièvre uréthro-vésicale durant le cours des maladies des
voies urinaires; 2° fièvre après une opération, aborde la
pathogénie, et constatant que les accès de fièvre dans les
deux cas se ressemblent, à peu de choses près, en donne
l'explication suivante : « Pour moi, l'urine résorbée n'est
pas sortie de ses réservoirs naturels; elle y séjourne, au
contraire, un temps extraordinaire. Pendant des mois, des
années, la vessie, dont les parois sont frappées d'inertie,
reste dans un état permanent de plénitude. Le liquide
reflue dans les uretères, et les calices des reins qui se di-
latent, s'élargissent. C'est sur ce liquide en stagnation et
plus ou moins altéré que la résorption paraît s'exercer,
non d'une manière brusque, spontanée, mais avec lenteur
et persévérance. et c'est seulement à la longue que s'établit
l'état morbide général dont j'ai tracé le tableau au chapitre
de la stagnation de l'urine. » (*Loc. cit.*, p. 614).

Civiale a raison; il est certain qu'au contact d'une urine altérée et stagnante, la muqueuse vésicale s'altère à son tour, que son épithélium, qui lui sert d'enduit protecteur, comme le prouvent les expériences de Küss et Susini, peut se détacher et permettre l'absorption de cette urine. Mais pourquoi s'arrête-t-il en chemin? pourquoi cette altération de la muqueuse et de son épithélium, arrivant à la longue, ne pourrait-elle pas être produite par une sonde venant éroder, déchirer la paroi interne de la vessie?

Civiale ne rejette pas absolument les lésions rénales comme causes productrices de la fièvre uréthro-vésicale, il a trouvé ces lésions à l'autopsie, il reconnaît que certains états fébriles existant avant l'opération n'ont pas d'autre source; mais le diagnostic n'en est pas facile et sera toujours incertain. Enfin, après avoir signalé les arthrites et abcès consécutifs au cathétérisme, il devient tout à fait éclectique et cite au rang des causes, la néphrite, la phlébite, l'infection purulente, la résorption urineuse.

Dans la *Gazette médicale* de Lyon (1860), M. Bron entrevoit la possibilité d'une intervention des reins dans la production des accès de fièvre, mais il est dominé par l'idée de la douleur que cause le cathétérisme, il veut de plus que la suspension de la sécrétion urinaire explique tout, et comme dans plus d'un cas il est embarrassé, il se livre à des explications qui ne sont pas toujours faciles à suivre. Pour lui, l'état nerveux où le cathétérisme plonge les malades, arrête les sécrétions, et entre autres la sécrétion urinaire. Le point de départ est dans le rein, et comme cet organe ne fonctionne pas ou fonctionne mal, les matériaux de l'urine non élaborés restent dans la circulation et sont la cause des accidents fébriles. Ce ralentissement dans la sécrétion urinaire est, à la rigueur, admissible, car on sait que Cl. Bernard, recherchant dans la veine rénale des substances qu'il introduisait dans l'estomac, observa que le sang de cette veine était rouge quand la sécrétion urinaire avait lieu, qu'il était noir, au contraire, sitôt qu'elle cessait. Il remarqua aussi qu'il suffisait d'irriter le rein pour que la sécrétion se suspendît et le sang devînt noir. Mais, continue M. Bron, qui est-ce qui détermine cet état nerveux, amenant à sa suite une diminution ou une suppression de la sécrétion urinaire? C'est la douleur, non pas employée dans l'acception générale, mais dans le sens d'une irritation toute spéciale produite par le passage d'un instrument quelconque dans un tissu cicatriciel inodulaire. Voici ses conclusions : 1° la fièvre uréthrale a de grands rapports avec l'infection purulente, mais elle s'en distingue par la non-continuité des accidents.

2° Elle n'est pas la conséquence d'une résorption urineuse ; les fausses routes ne la déterminent pas et l'inflammation franche du canal semble la prévenir.

3° Elle survient toujours quand il y a une lésion organique du canal, exceptionnellement dans le cas contraire.

4° Si l'on cherche comment elle se produit, on peut admettre que l'instrument en contact avec la lésion organique provoque une douleur spéciale, *sui generis*, que cette douleur est suivie d'un accablement profond, et que la dépression qui en résulte amène cette altération dans les sécrétions que nous signalions tout à l'heure.

Mais il est des cas où les mêmes accidents se présentent sans qu'on ait provoqué la moindre douleur. Et en admettant cette douleur spéciale, *sui generis*, du tissu cicatriciel, comment expliquer la fièvre uréthro-vésicale, quand il n'y a pas le moindre rétrécissement?

Les fausses routes déterminent rarement des accès de fièvre, ce fait est vrai, mais cependant elles en déterminent; et d'ailleurs, nous ne croyons point que ce soit particulier aux fausses routes, toutes les lésions du canal exposent beaucoup moins, selon nous, à la résorption de l'urine, que celles de la vessie. Et la raison en est que ce liquide se trouve bien moins longtemps en contact avec les parois de l'urèthre qu'avec la muqueuse vésicale.

Dans son Traité des maladies des voies urinaires, Phillips ne fait que citer les opinions de Bonnet et celles de MM. Barrier et Bron. Il n'admet pas que les sujets pusillanimes et nerveux soient plus disposés à ces accidents que ceux dont la constitution est robuste et le moral énergique. Il en chercherait plutôt la cause dans le siége de la maladie : « Ces accès fébriles, dit-il, sont plus souvent la conséquence d'efforts pour vaincre les obstacles situés au col de la vessie, où des manœuvres pratiquées dans· les rétrécissements placés au-dessus du bulbe, que des tentatives faites pour traverser les strictures obstruant la portion pénienne de l'urèthre. » Dans un autre chapitre, où il traite des accès de fièvre, suites de la lithotritie, il signale les abcès multiples et les accidents comateux, chobefore—cholériformes et autres, auxquels il donne le nom de pernicieux, rejette la phlébite comme cause de ces phénomènes et se demande « comment l'introduction d'une certaine quantité d'urine dans le sang a-t-elle pu se faire ? Est-ce par l'absorption de l'urine toute formée, ou est-ce à la suite d'un trouble dans la sécrétion de ce liquide, trouble qui rend incomplète l'élimination des principes qui la composent ? »

Vers la même époque, Mauvais, interne des hôpitaux, étudie la fièvre urémique et la divise en : 1º fièvre qui accompagne es maladies des voies urinaires ; 2º phlegmasies qui se développent pendant le traitement de certaines affections des voies urinaires ; 3º un troisième chapitre est consacré au traitement. Les altérations des reins, qu'on rencontre dans quelques autopsies, arrêtent son attention ; il est prêt à admettre qu'elles sont la cause des accidents observés ; mais il veut en faire l'unique cause, et comme

Girard. 2

dans certains cas on n'observe aucune lésion, il s'arrête hésitant et émet son opinion sous forme dubitative.

En 1861 paraît la thèse inaugurale de M. Saint-Germain, élève de M. Maisonneuve ; ce sont les idées de son maître que M. Saint-Germain met en lumière, et son maître avait bien observé ; il avait vu la vraie cause des accès de fièvre. Mais, négligeant les altérations des reins, ne leur faisant jouer aucun rôle, tous les symptômes, même ceux qu'on avait décrits sous le nom de pernicieux, étaient dus pour lui à la résorption de l'urine. C'est là qu'était la faute ; outre que M. Maisonneuve, voyant seulement dans le tissu spongieux ou la muqueuse de l'urèthre, la porte d'entrée de l'urine, était fort embarrassé quand ce tissu ne présentait aucune altération.

« Les accidents fébriles consécutifs aux opérations pratiquées sur l'urèthre sont dus à la pénétration directe de l'urine dans les vaisseaux du tissu spongieux. Ces accidents présentent une foule de nuances depuis le simple frisson passager jusqu'aux accidents foudroyants qui tuent dans l'espace de quelques heures. Ces différences reconnaissent deux causes bien distinctes ; 1° la qualité variable de l'urine ; 2° l'accès plus ou moins libre livré à ce liquide dans les vaisseaux du tissu érectile. Si, en effet, l'urine est saine, si, d'un autre côté, il ne s'est produit à la surface de l'urèthre qu'une éraillure insignifiante, les accidents sont souvent nuls et à peine sensibles. Et voici les principales raisons qu'il invoque à l'appui de son opinion : 1° Le frisson de la fièvre uréthrale ne survient jamais avant que le malade ait uriné et le plus souvent peu de temps après l'expulsion de l'urine ; 2° outre la quantité de l'urine épanchée, la fièvre uréthrale varie dans sa forme, sa durée, son intensité, suivant les qualités de l'urine résorbée. Si l'urine est saine, si l'on n'a constaté avant l'opération aucune altération dans ce liquide, la fièvre

est simple, se borne à un ou deux accès et disparaît avec
une grande rapidité. Si, au contraire, les urines ont subi
une décomposition plus ou moins complète, les accidents
deviennent graves, terribles. »

La théorie de M. Maisonneuve, telle qu'elle était formu-
lée, donnait lieu à beaucoup d'objections auxquelles elle
ne pouvait répondre; aussi, un grand nombre de chirurgiens ne l'admirent pas, du moins complètement, car si
la résorption urineuse était bien démontrée pour certains
cas, il n'en était pas de même pour d'autres.

Dans son ouvrage sur le traitement de la pierre dans
la vessie, M. le professeur Dolbeau, après avoir rappelé
tous les accidents de ce qu'on appelle à tort fièvre uréthrale, les attribue à une congestion momentanée ou
persistante des organes sécréteurs de l'urine. « Cette congestion, dit-il, coïncide avec l'accès de fièvre au même titre
que l'engorgement splénique correspond aux accidents pa-
ludéens. » En admettant cette congestion rénale qui succé-
derait au cathétérisme, encore faudrait-il déterminer
qu'elle est cause et non effet de l'accès de fièvre, car la
congestion de la rate à laquelle on fait allusion est plutôt
un épiphénomène de la fièvre intermittente que sa cause.

Plus loin : « Si le tissu des reins est absolument normal,
la congestion sera passagère et la fièvre cessera; mais, le
plus souvent, cette vascularité accidentelle porte sur des
organes déjà altérés, et alors une phlegmasie des reins
vient compliquer la situation du malade. »

En résumé, pour le professeur de pathologie externe, les
manœuvres sont la cause d'actions réflexes qui déterminent
la congestion rénale; l'urémie et ses suites sont le résultat
d'un fonctionnement imparfait des reins, l'élimination est
subordonnée elle-même à l'état organique de ces parenchymes.

Ce sont à peu près les opinions de M. Dolbeau, que

M. Malherbe reproduit dans sa thèse, enrichie d'un grand
nombre de tracés thermométriques et d'observations très-
intéressantes. Notre collègue d'internat, s'appuyant sur les
lésions rénales qu'on trouve à l'autopsie des individus
atteints d'affections urinaires, et après avoir fait appel au
lecteur pour quelques restrictions nécessaires, conclut
ainsi :

1° La fièvre urémique paraît être toujours l'expression
d'une lésion rénale passagère ou permanente, lésion qui a
pour conséquences un trouble profond de la sécrétion urinaire, et par suite, la rétention des matériaux de l'urine
dans le sang.

2° La lésion du rein qui produit la fièvre est, soit de la
congestion simple, soit de la néphrite interstitielle.

3° Les symptômes de la fièvre urémique se composent de
deux parties : symptômes réactionnels, dus à l'inflammation du rein, et symptômes d'intoxication, dus à la rétention des matériaux de l'urine.

Nous avons tenu à donner ces trois conclusions de
M. Malherbe, parce qu'elles nous paraissent résumer
parfaitement les idées des chirurgiens qui attribuent la
fièvre urémique aux lésions rénales.

M. Reliquet, dans son Traité des opérations sur les voies
urinaires (1871), admet la résorption de l'urine ; c'est à elle
qu'il attribue tous les accidents qui nous occupent et qu'il
décrit sous le nom d'*intoxication urineuse*. Un passage
nous a frappé et nous le citons, parce qu'il mérite l'attention et de nouvelles recherches. M. Reliquet dit avoir
remarqué que, durant l'intoxication urineuse « le sang est
épais, gluant, mais foncé, d'une consistance qui se rappro-
che de la gelée un peu liquide. Il coule de la plaie pendant
toute la durée des phénomènes de l'intoxication. A l'examen microscopique, on trouve les globules désorganisés,
granuleux. Quand l'état général s'améliore, le sang com-

mence à changer de nature; il devient plus liquide, reprend sa couleur rose, devient coagulable; alors l'écoulement cesse. »

Nous voilà au bout de notre tâche ; nous avons lu plusieurs fois les auteurs que nous venons de citer ; nous voulions nous faire une opinion et pour cela, d'abord, bien comprendre la leur ; ce qui n'était pas toujours facile, car on sent qu'ils ne sont pas sûrs du terrain qu'ils parcourent, et s'ils trouvent des observations parfaitement concluantes, il en est d'autres non moins remarquables qui vont à l'encontre de leur théorie et qui les gênent. Actuellement encore les chirurgiens sont divisés et divisés dans l'incertitude, car, si nous consultons nos maîtres dans les hôpitaux, les uns en appellent à la résorption urineuse, d'autres à la douleur, d'autres aux lésions rénales, d'autres enfin admettent la possibilité de ces trois causes. Ce sont ces trois causes qui ont le plus attiré l'attention des chirurgiens, ce sont elles qui ont eu le plus de défenseurs et ce sont elles, en effet (surtout les deux premières, car la douleur, dans bien des circonstances, ne fait que favoriser la résorption urineuse, en déterminant des contractions énergiques de la vessie qui se déchire sur la sonde), qui nous paraissent déterminer les accidents dont nous parlons. Mais ce n'est point de l'éclectisme pur que nous faisons ; car nous distinguons dans les symptômes produits ceux qui dépendent de la résorption urineuse de ceux qui reconnaissent pour cause les lésions rénales.

A la résorption urineuse appartiennent les accès de fièvre intermittents et les abcès multiples qu'on observe dans certains cas ; à elle aussi, quand elle s'exerce lentement, peut appartenir une fièvre pseudo-continue, hectique, avec diarrhée, dyspepsie et quelquefois vomissements.

Les accidents dits pernicieux, c'est-à-dire comateux, cholériformes, etc., les vomissements incoercibles, une diarrhée intense, appartiennent au contraire, comme dans toutes les autres lésions analogues des reins, au groupe décrit sous le nom d'urémie.

En résumé, dans le cours des maladies des voies urinaires, on peut observer des symptômes d'infection urino-putride, dus à la résorption de l'urine et des symptômes d'urémie, dus à la suppression complète ou incomplète de la sécrétion urinaire.

Nous ne pouvons admettre avec MM. Dolbeau, Malherbe, que les altérations rénales soient l'unique cause des symptômes observés ; outre la difficulté de nous expliquer une néphrite, effet immédiat d'un cathétérisme, il faudrait encore que cette néphrite fût capable de déterminer des accès de fièvre intermittents, or il n'en est rien.

La néphrite aiguë, la néphrite chronique, de même que la simple congestion des reins, ne déterminent pas d'accès de fièvre intermittents.

Dans la néphrite aiguë, on peut observer un accès de fièvre au début de l'inflammation ; dans la néphrite chronique, il peut y avoir fièvre continue, avec exacerbations, mais jamais on ne voit survenir les accès de la fièvre uréthro-vésicale, avec leurs trois stades parfaitement tranchés, pouvant durer deux heures et plus et se répéter trois ou quatre fois à deux ou trois jours d'intervalle.

Le deuxième chapitre sera consacré :

1° Aux lésions que présentent le plus fréquemment les muqueuses uréthrale et vésicale dans le cas de rétrécissement ou de toute autre maladie des voies urinaires ;

2° Au mode d'intervention de ces lésions dans les propriétés absorbantes de l'urèthre et de la vessie. Nous dirons aussi, brièvement, sauf à y revenir plus tard, comment un cathétérisme, une sonde à demeure, peuvent favoriser l'absorption ;

3° A la différence de gravité que présentent des urines

normales et des urines altérées, et surtout altérées par transformation ammoniacale.

Dans un troisième chapitre, on trouvera décrits :

1° Les symptômes rapportés à l'intoxication urineuse ; les observations personnelles qui ont le plus concouru à former notre opinion ; les conclusions que nous croyons pouvoir en tirer ;

2° Les objections que nous pouvons faire à la théorie de l'intervention des reins, comme cause unique de la fièvre uréthro-vésicale ; la discussion de celles qu'on fait à la résorption de l'urine.

Le quatrième chapitre sera consacré :

1° Aux lésions rénales qu'on observe le plus fréquemment dans les affections chirurgicales des voies urinaires ;

2° Au mode d'intervention de ces altérations dans la production de certains symptômes.

Dans un cinquième, nous décrirons les différentes formes sous lesquelles peuvent se présenter les accidents dits pernicieux ; nous citerons quelques observations personnelles et d'autres prises dans les auteurs, qui nous paraissent très-concluantes ; nous comparerons ces symptômes à ceux qu'on décrit sous le nom d'urémie, dans la maladie de Bright, et on reconnaîtra qu'ils sont tout à fait identiques.

« Dans un sixième chapitre, on aurait pu décrire la forme mixte de ces accidents, qui est très-fréquente, celle où les symptômes de l'urémie se mêlent à ceux de la résorption urineuse. Mais nous nous serions exposé à des répétitions, car cette forme se trouve décrite à chaque page de notre travail ; et d'ailleurs, si nous sommes parvenu à bien faire comprendre notre opinion, il sera facile de compléter, s'il y manque quelque chose. »

Le sixième chapitre sera consacré à quelques remarques sur le traitement de la pierre dans la vessie, remarques qui nous ont été suggérées par la pathogénie des accidents survenus durant les affections calculeuses, qu'il nous a été donné de suivre.

CHAPITRE II.

Dans toute affection un peu ancienne des voies urinaires, qu'elle ait eu son siége primitif dans l'urèthre, la vessie ou les reins, on peut trouver des altérations concomitantes de ces trois organes. Il est nécessaire de jeter un coup d'œil sur toutes ces altérations, de voir comment elles s'engendrent réciproquement et peuvent à un moment donné devenir la source des accidents, des complications qu'on observe durant le cours de la maladie.

La membrane muqueuse de l'urèthre est presque tou-jours modifiée en arrière d'un rétrécissement ; elle est le siége au début d'une inflammation plus ou moins vive, de végétations bien vues et bien décrites par M. Desor-meaux. Plus tard, on peut observer des points ramollis, des crevasses, des ulcérations ; elle est comme criblée, dit Civiale ; ces ulcérations peuvent être le point de départ d'abcès dans le voisinage et d'infiltrations urineuses. La muqueuse uréthrale est devenue très-friable ; elle se laisse facilement excorier, déchirer ; son épithélium est ramolli, tombe facilement. Là ne s'arrêtent point les altérations ; le canal est dilaté en arrière du rétrécissement ; cette dila-tation varie beaucoup, au point quelquefois d'être imper-ceptible et de pouvoir, dans d'autres cas, loger un œuf de poule. C'est au niveau des rétrécissements bulbaires que la dilatation est en général le plus prononcée ; elle forme une sorte de cavité secondaire où l'urine séjourne et peut être soumise à l'absorption.

La muqueuse uréthrale, saine ou malade, serait douée de propriétés d'absorption, très-actives, suivant M. Alling qui a fait des expériences sur lui-même et sur les animaux. Du chlorydrate de morphine, du laudanum, furent portés dans son urèthre, et une demi-heure après il éprouva les symptômes d'un empoisonnement par l'opium.

Nous ne sommes pas très-convaincu du bon état de la muqueuse uréthrale, dans les conditions où s'est placé M. Alling, car il nous dit lui-même qu'il s'est introduit une bougie à boule qu'il n'a pu supporter, puis une mèche enduite de pommade qu'il n'a pu faire pénétrer à plus de 5 centimètres, enfin il pratiqua une injection de 10 gouttes de laudanum. Est-il sûr que, dans toutes ces manœuvres, la muqueuse n'ait pas été un peu excoriée ? Quoi qu'il en soit, la muqueuse uréthrale peut, dans certains cas, être douée de propriétés d'absorption très-actives, et c'est tout ce que nous voulons retenir des expériences de notre collègue d'internat.

Maisonneuve, Chassaignac, attribuent au tissu spongieux de l'urèthre les propriétés absorbantes de ce canal ; il est certain que dans quelques cas où les vaisseaux de ce tissu ont été atteints (dans l'uréthrotomie, par exemple) ils peuvent prendre une grande part à l'absorption, mais c'est surtout la muqueuse uréthrale qui absorbe.

Outre les lésions de la prostate, engorgements, inflammation et abcès qui ne nous intéressent pas directement, on observe des lésions de la muqueuse et des plans musculaires de la vessie, sur lesquels nous désirons plus spécialement attirer l'intention, ainsi que sur quelques points de la physiologie de cet organe.

La catarrhe chronique de la vessie n'est point rare ; il peut succéder aux rétrécissements de l'urèthre, aussi bien qu'aux calculs et aux urines malades qui gênent, irritent la muqueuse et finissent par l'enflammer. La coloration de la surface vésicale est alors brunâtre ou grisâtre, la muqueuse est épaissie et bourgeonnante, le tissu conjonctif sous-muqueux et intermusculaire est hypertrophié. Sur la muqueuse, dont l'épithélium est gonflé, s'enlève très-facilement par le raclage, on trouve une couche de mucus puriforme, grisâtre, quelquefois du véritable pus. La petite quantité d'urine qu'on peut analyser contient beaucoup de mucus, des débris de cellules épithéliales, des véritables leucocytes ; elle est alcaline et exhale habituellement une odeur ammoniacale.

La capacité de la vessie peut être augmentée ou diminuée, bien que dans les deux cas on puisse observer une hypertrophie des fibres musculaires. Cette hypertrophie donne quelquefois à la face interne de l'organe un aspect aréolaire ; on y observe des cavités plus ou moins grandes, circonscrites par des colonnes charnues. Ces diverticules peuvent atteindre le volume du poing ; ils sont fréquemment le siége de dépôts urinaires, et des calculs peuvent s'y enchâtonner ; l'urine y séjourne, y détermine des altérations, habituellement plus avancées que dans le reste de la vessie.

La diminution et l'augmentation de la capacité vésicale peuvent atteindre des proportions considérables, et si l'on voit des vessies remonter jusqu'à l'ombilic et contenir plusieurs litres de liquide, il en est aussi qui ne peuvent en recevoir plus d'une centaine de grammes. La dilatation, qui peut être primitive, succède cependant en général à une hypertrophie des fibres musculaires, hypertrophie compensatrice du surcroît de travail imposé à la vessie, par suite des obstacles apportés au libre cours de l'urine. A un moment donné, les fibres hypertrophiées se paralysent en quelque sorte et ne peuvent plus revenir sur elles-mêmes, ni chasser complètement l'urine ; celle-ci s'accumule alors dans le bas-fond du réservoir, y subit une fermentation ammoniacale et détermine des altérations prononcées de la muqueuse. Cette stagnation de l'urine, en arrière de la prostate, est encore favorisée, dans certains cas, par l'augmentation considérable du volume de cet organe, qui élève d'autant le trigone vésical.

La diminution de la capacité vésicale n'entraîne pas forcément l'idée d'hypertrophie de la paroi musculaire ; il est des vessies excessivement irritables, qui ne peuvent supporter quelques gouttes de liquide et dont les parois toujours en contact ne sont nullement hypertrophiées.

Voilà les lésions qu'on constate le plus fréquemment, ce sont les plus simples ; mais il en est d'autres qui nous intéressent moins directement, et que je ne fais que signaler.

Ce sont les ulcérations plus ou moins étendues, les abcès sous-muqueux ou intra-musculaires, la gangrène, la fonte purulente d'une certaine partie de la muqueuse et des parois vésicales ; lésions qui peuvent amener à leur suite une perforation de la vessie et une infiltration urineuse.

L'altération de l'épithélium vésical, la facilité avec laquelle il se laisse enlever par le raclage, une quantité énorme de cellules épithéliales dégénérées et de mucus, tels sont les premiers caractères du catarrhe chronique, et ils persistent pendant toute la durée de l'affection. Mais de pair avec eux, marchent les altérations de l'urine, altérations qui peuvent devenir très-dangereuses, si ce liquide est absorbé.

L'urine normale est un liquide jaunâtre, d'une pesanteur spécifique de 1015 à 1025 (?), d'une odeur particulière, plus ou moins limpide, pouvant varier sous le rapport de la coloration et de la transparence dans des limites très-étendues. Chez l'homme et les carnivores, elle est constamment acide, mais elle peut devenir alcaline dans les cas où l'alimentation sera presque exclusivement végétale.

Elle contient toujours une petite quantité de mucus mêlé à tous ses autres principes, dont nous n'avons pas à nous occuper en ce moment.

Dans le catarrhe chronique, la quantité de mucus augmente considérablement, et, comme les urines sont toujours éliminées avec plus ou moins de difficulté, leur stagnation entraîne une modification très-importante; elles deviennent alcalines. Cette alcalinité est due à la transformation de l'urée en carbonate d'ammoniaque, sous l'influence d'une fermentation du mucus que l'urine renferme. Traube a prétendu que la fermentation du mucus et des globules de pus n'était point la seule cause de l'alcalinité des urines, que le rôle de ferment pouvait être encore joué par des organismes inférieurs, tels que vibrions, etc., introduits dans la vessie par des sondes malpropres. Il est certain que le cathétérisme détermine quelquefois une modification considérable des urines ; elles deviennent plus troubles, plus épaisses ; ces altérations sont-elles dues aux vibrions, à l'introduction de l'air ou à l'irritation de la vessie ? Ces trois causes nous paraissent jouer un rôle.

Au début du catarrhe et à certains intervalles, les urines sont encore acides ou neutres ou d'une limpidité assez complète ; mais bientôt, elles deviennent troubles, opalescentes ; le mucus fort abondant qu'elle renferme perd sa transparence et prend les caractères du muco-pus ; le précipité formé au fond du vase n'est plus floconneux ; il est cohérent, visqueux. Quand il y a du pus, on peut en constater la présence, et par le microscope qui démontre les leucocytes et par l'ammoniaque qui rend le liquide filant et gélatineux. Tous ces caractères peuvent varier à l'infini, depuis une teinte légèrement trouble jusqu'à l'urine presque complètement purulente et à forte odeur d'ammoniaque.

En résumé, la vessie dépourvue d'épithélium absorbe,

d'après des expériences très-concluantes que nous rappor-
terons plus tard. Or, le premier effet du catarrhe chronique
étant de ramollir la muqueuse, il favorise l'action des
sondes qui, pressées contre les parois vésicales, peuvent
les exulcérer, les déchirer et rendre possible l'absorption.

Les déchirures seront bien plus à craindre si la vessie
est irritable et se contracte énergiquement sur la sonde. La
sensibilité de la vessie ne fait de doute pour personne, bien
qu'elle ne soit pas très-prononcée et qu'on puisse, dans les
cas ordinaires, promener un cathéter sur la paroi interne
de cet organe, sans déterminer une grande douleur. La
sensibilité du col est plus exquise que celle des autres
parties ; elle est capable d'arriver à un état d'hyper-
esthésie tel qu'elle constitue alors une véritable névralgie.
Habituellement, le passage d'une sonde à travers le col
détermine des envies d'uriner que le malade peut vaincre
assez facilement ; mais, d'autres fois, les contractions vésicales sont excessivement énergiques, la sonde est saisie
par les plans musculaires, et il est impossible de lui
imprimer les moindres mouvements de latéralité. Cette
sensation est très-fréquente, et il suffit d'avoir introduit
quelques sondes pour qu'on ait pu la percevoir ; c'est surtout chez les calculeux qu'on la rencontre ; ce sont ces
malades d'ailleurs, dont la vessie est le plus souvent irri-
tée, dont le col est le plus agacé par la présence même des
calculs. Chez tous les malades, le réservoir urinaire vidé
par une sonde se contracte sur cet instrument, à moins de
dilatation considérable ; mais les contractions varient d'intensité, suivant la sensibilité de cet organe, l'hypertrophie
de ses fibres musculaires.

Non-seulement l'excitation de la vessie, mais encore celle
de l'urèthre, détermine des contractions vésicales ; elles se
produisent par action réflexe du centre génito-spinal ; il

n'est donc point étonnant que les brides cicatricielles douloureuses formant rétrécissement, soient fréquemment suivies de contractions énergiques sur la sonde.

En somme, l'introduction d'un corps étranger dans la vessie peut l'irriter, la forcer à se contracter; et alors, pour peu que le corps soit dur, anguleux, non flexible, la muqueuse sera exposée aux exulcérations, aux déchirures plus ou moins profondes, et se trouvera dans les conditions requises pour l'absorption vésicale.

Quelles sont donc ces conditions?

Pour que la vessie absorbe, il faut que sa muqueuse soit plus ou moins altérée, qu'elle soit érodée, qu'elle soit, en un mot, privée par place de son vernis épithélial, qui lui sert d'enduit protecteur.

La question de l'absorption vésicale ne date pas d'hier, puisque dès 1825, M. Ségalas père (*Journal de Magendie*, t. IV, p. 185) admet l'absorption des substances médicamenteuses par la vessie. Tour à tour admise ou rejetée par les auteurs, suivant les résultats qu'ils obtenaient dans leurs expériences, elle est encore aujourd'hui l'objet de plus d'une controverse; disons cependant qu'elle est actuellement mieux connue et que la discussion ne roule plus que sur quelques points de détail.

La vessie saine absorbe-t-elle? Si la vessie saine n'absorbe pas, en est-il autrement de la vessie malade? Les expérimentateurs ne s'étaient point posé cette question; aussi leurs résultats étaient-ils des plus contradictoires, et tandis que MM. Ségalas père et fils admettent l'absorption vesicale comme au moins aussi active que celle de l'estomac, Longet hésite, et tout en la reconnaissant, il ne considère pas ses expériences comme tout à fait concluantes (*Traité de physiol.*, t. I, p. 473).

M. Demarquay institue en 1866 des expériences sur l'homme (*Union médicale*, 1867 n° 2), qui ont porté sur

16 malades atteints de rétrécissements. De l'iodure de potassium injecté dans la vessie n'a pas été absorbé dans la moitié des cas ; dans l'autre moitié, l'absorption a été plus ou moins rapide, et la quantité d'iodure de potassium retrouvée dans la salive, plus ou moins considérable.

Comme conclusion, M. Demarquay admet que l'absorption vésicale est un fait vrai, mais qu'il n'est pas constant, sans qu'on puisse en découvrir la raison. Remarquons, en passant, qu'en arrière d'un rétrécissement, la muqueuse vésicale est souvent altérée, que le chirurgien de la Maison de santé introduisait tous les jours des bougies, qu'il n'y a rien d'étonnant alors que l'absorption se soit produite dans un certain nombre de cas.

L'honneur de distinguer les propriétés absorbantes de la vessie, suivant qu'elle est saine ou malade et dépourvue de son épithélium, revient à Küss, de Strasbourg. Cette idée développée devant ses élèves, fut reprise par l'un d'eux, M. Susini, qui en a fait le sujet de sa thèse inaugurale. Des expériences nombreuses pratiquées sur lui-même et qui ont paru du reste très-concluantes, puisque la plupart des physiologistes se rangent volontiers aux opinions soutenues par M. Susini, ont fait conclure au jeune expérimentateur :

1° Que la vessie saine, revêtue de son épithélium, n'absorbe point ;

2° Que la vessie malade ou présentant quelques érosions, si légères qu'elles soient, était douée de propriétés d'absorption assez actives.

M. Susini injecta avec beaucoup de précaution, dans sa vessie, de l'iodure de potassium à la dose de 4, 6 à 10 gr., de la belladone, du cyanure ferroso-potassique, et ne constata jamais la moindre absorption.

M. Guyon, chirurgien de l'hôpital Necker, qui avait inspiré l'article publié par M. Alling dans le *Bulletin de thérapeutique* (30 décembre 1868) où l'absorption vésicale était admise sans conteste, paraît avoir changé d'opinion. Faisant part de ses doutes à M. Alling, ce dernier résolut d'entreprendre une nouvelle série d'expériences, qui furent pratiquées dans le laboratoire de M. Paul Bert. Les conclusions qu'il a cru pouvoir en tirer sont à peu près les mêmes que celles de M. Susini; il fait, de plus, intervenir l'urèthre qui, suivant lui, absorberait parfaitement bien.

La vessie malade, la vessie dépourvue de son épithélium, absorbe, voilà qui est bien. Mais la nature du liquide absorbé n'aura-t-elle aucune valeur? Sera-t-il indifférent que ce soit une urine normale, ou bien une urine malade ayant subi la transformation ammoniacale? C'est la question qui nous reste à examiner.

Depuis longtemps, M. Maisonneuve a attiré l'attention sur les dangers d'une urine altérée, depuis longtemps les auteurs avaient remarqué les différences dans la marche, la gravité que présentent deux infiltrations urineuses survenant, l'une chez un homme sain et à la suite d'un accident, l'autre chez un malade souffrant depuis longtemps des voies urinaires. Mais les variétés de composition des urines mises en rapport avec leurs dangers n'avaient point encore été étudiées aussi complètement que par M. Arthur Menzel et notre collègue M. Muron. « Panser les plaies avec de l'urine, dit M. Muron, est un usage journellement employé à la campagne, qu'il s'agisse d'une simple coupure ou d'une plaie contuse; les paysans répandent avec abondance ce vulnéraire, espérant ainsi se mettre à l'abri de tout accident ultérieur. Et de fait, leurs plaies sont rosées, granuleuses, à cicatrisation rapide. » Comment concilier l'innocuité de l'urine dans ces conditions avec les accidents terribles qu'elle produira dans certains cas où elle frappe de gangrène tous les tissus qu'elle touche?

Il faut qu'il y ait une différence ou dans la composition de l'urine ou dans la constitution du sujet; ces deux conditions nous paraissent entrer en jeu; mais la première est de beaucoup la plus importante. Quelle est l'urine la plus dangereuse? est-ce l'urine acide, est-ce l'urine chargée de sels minéraux, est-ce l'urine alcaline? Ces questions ont été parfaitement étudiées par MM. Muron et Menzel, et nous reproduirons leurs conclusions que nous approuvons pleinement. Mais auparavant, ajoutons aux expériences sur les animaux faites par ces messieurs une expérience analogue chez l'homme, due à une déchirure de l'urèthre produite par un accident.

OBSERVATION I (personnelle).

Il s'agit d'un paysan, âgé d'une cinquantaine d'années, petit, trapu, parfaitement portant, entré à la Maison de santé (15 juillet 1872) pour une rétention d'urine. Il y a une quinzaine de jours, la roue d'une voiture chargée de foin passe en travers de son urèthre et détermine une rupture au niveau de la portion bulbeuse. Quelques heures après, se déclare une infiltration d'urine qui s'étend d'une part à l'ombilic, de l'autre jusqu'au-dessus des genoux; le médecin appelé deux jours après l'accident fait une petite boutonnière au niveau du périnée.

L'urine s'écoule lentement; la peau de l'abdomen et des cuisses cesse d'être rouge et tendue, le malade va mieux. Quelques jours après une nouvelle rétention d'urine appelle une nouvelle boutonnière, et comme le malade urine par ces ouvertures, et qu'il craint de voir cette infirmité s'éterniser, il entre à la Maison de santé, une quinzaine après le début de l'infiltration.

État général très-bon, teinte jaunâtre des téguments depuis l'ombilic jusqu'aux genoux; cette teinte représente, suivant le malade, l'étendue de l'inflammation. Deux boutonnières existent au niveau de la portion bulbeuse; par elles s'écoule une urine claire, limpide. Après quelques jours de repos, M. Demarquay songea à pratiquer l'uréthrotomie externe, qui ne fut pas facile dans la circonstance, car il voulut utiliser les deux incisions déjà existantes. Une sonde, rejoignant les deux bouts de l'urèthre, fut laissée à demeure

Girard.   3

et tout alla bien pendant quelques jours. Mais bientôt l'irritation déterminée par la sonde annonce un certain état inflammatoire de la vessie ; les urines devinrent troubles, puis muco-purulentes ; la miction était très-douloureuse. C'est alors qu'apparaissent des accès de fièvre, que le sulfate de quinine essaie en vain de combattre ; la face devient jaunâtre, terreuse, le malade s'affaiblit considérablement, a de la diarrhée, et finalement il succombe le 24 août, un mois après l'uréthrotomie.

A l'autopsie, pas de collections purulentes si ce n'est dans la prostate qui est convertie en une loge remplie de pus.

La vessie présente les altérations d'un état subinflammatoire ; les reins sont parfaitement sains.

Le bulbe a été coupé en deux ; rien dans les corps caverneux et le tissu spongieux.

Les observations analogues ne sont point rares, et si nous avons tenu à rapporter celle-ci, c'est qu'elle nous paraît très-concluante. Voilà un homme de 50 ans, dont la constitution est bonne, dont l'urine est saine, et qui a une infiltration considérable de ce liquide. Celui-ci reste pendant quarante-huit heures en contact avec les tissus, puis on fait une boutonnière, et il s'écoule lentement sans qu'on observe le plus petit abcès. Quelle différence entre ces phénomènes et ceux que produit l'infiltration d'une urine altérée chez un individu qui souffre depuis longtemps des voies urinaires ! Ici, au fur et à mesure que l'urine s'infiltre dans les tissus, l'inflammation s'ensuit du même coup, puis la crépitation annonçant la gangrène ne tarde pas à se produire, et si l'on ne donne issue à l'urine, elle s'étend d'ici, de là, produit d'immenses phlegmons qui ne tardent pas à enlever le malade dans un profond état d'adynamie.

Chez notre malade, quand des sondes maintenues à demeure pendant un mois ont déterminé une inflammation chronique, que les urines de claires et limpides qu'elles étaient, sont devenues troubles et muco-purulentes, on voit apparaître-des accès de fièvre, avec leurs trois stades. Vers la fin de la maladie, les accès de fièvre peuvent être attribués à une résorption purulente, car la prostate était complètement suppurée; mais, au début, ils devaient être attribués à une résorption d'urine, favorisée par le séjour de la sonde.

Dans tous les cas où l'urine est normale, son infiltration ne détermine pas plus d'accidents que dans le cas précédent.

« A la suite d'une chute sur le périnée, dit M. Muron, la muqueuse uréthrale se trouve divisée, les tissus sous-jacents se trouvent eux-mêmes déchirés et contus. Un épanchement de sang et d'urine se fait dans le point même de la rupture. Que voyons-nous le plus souvent, rien ou presque rien. Cette urine qui dans d'autres cas va être si désastreuse pour les tissus, va produire tout au plus un abcès limité, qui restera localisé aux parties contuses. Cette urine qui va se trouver mélangée à du sang et à des tissus plus ou moins frappés de mortification, résultat de leur contusion, va être innocente. »

Mais si les urines normales ne déterminent presque pas d'accidents, quels seront les effets des urines pathologiques? M. Menzel expérimentant sur des chiens, en est arrivé aux conclusions suivantes :

1° L'urine acide normale ne possède aucune propriété phlogogène ou septique et ne produit pas la gangrène, en vertu de sa constitution chimique.

2° Il est impossible d'obtenir par la voie expérimentale une gangrène qui dépende de la pression de l'urine infiltrée dans les tissus.

Quant aux effets de l'urine alcaline par fermentation, M. Menzel étant complètement d'accord avec M. Muron, nous citerons en même temps les conclusions auxquelles ils sont arrivés tous les deux. Notre ancien collègue, analysant les expériences de M. Menzel, ne les trouve pas irréfutables; il en fait de nouvelles, pratique des injections d'urine dans le tissu cellulaire et les muscles de lapins, et des faits observés il conclut :

1° L'urine physiologique acide chez l'homme, alcaline chez le lapin, n'est pas toujours innocente.

2° Elle peut être innocente, si elle est transparente, limpide, faiblement acide et ne renferment qu'une très-faible quantité de sels. Elle est nuisible, au contraire, et toujours nuisible quand elle se trouve riche en sels. Dans ce dernier cas elle détermine de la suppuration, pouvant aller jusqu'à la gangrène.

Mais si les urines acides ou riches en sels peuvent être dangereuses, les dangers qu'elles présentent ne sont rien en présence de la gravité des symptômes déterminés par l'urine alcaline, quand cette alcalinité est due à une fermentation ammoniacale.

Dans toutes les expériences de M. Muron, les résultats ont été concordants, il y a eu purulence, gangrène, ou tendance à la gangrène; il en résulte pour lui, « que l'urine alcaline par décomposition est très-dangereuse, amenant par elle-même la suppuration et la gangrène. »

En résumé, l'urine alcaline par fermentation ammoniacale, telle qu'on la rencontre si souvent dans les affections des voies urinaires, frappe de mort les tissus dans lesquels elle s'infiltre. N'en serait-il pas de même des éléments anatomiques du sang; le sérum ne serait-il point considérablement altéré? Nous le pensons. — L'urine alcaline, décomposée, introduite dans le courant circulatoire, y produit des troubles considérables, se manifestant par des symptômes analogues à ceux de toute autre infection putride. Quelles sont ces modifications apportées au liquide sanguin? Nous ne les connaissons pas davantage que celles de l'infection putride, que personne ne conteste et avec laquelle d'ailleurs l'infection urineuse a tant de points de ressemblance.

Nous demandons pardon de la longueur de ce chapitre, mais il était nécessaire ; nous le résumerons d'ailleurs ainsi qu'il suit :

1° Les rétrécissements de l'urèthre, les altérations de la prostate, les calculs de la vessie, s'accompagnent très-fréquemment du catarrhe chronique de cet organe.

2° Un des premiers effets de ce catarrhe est de ramollir l'épithélium et la muqueuse elle-même.

3° Rien n'est plus facile alors qu'une déchirure, produite par un cathéter explorateur, une sonde à demeure, des calculs volumineux et raboteux, sur lesquels la vessie se contractera.

4° Or la muqueuse vésicale, dépourvue de son épithélium, absorbe.

5° Donc, l'urine pourra être absorbée, et suivant qu'elle sera normale ou pathologique et surtout alcaline par fermentation, les effets de l'absorption différeront.

6° L'absorption peut se produire encore dans l'urèthre, en arrière d'un rétrécissement, quand ce canal est dilaté et sa muqueuse altérée.

Elle peut se produire aussi à la suite d'érosions du canal, d'une uréthrotomie interne ; mais l'absorption ne sera jamais bien considérable, car l'urine reste peu de temps en contact avec la surface absorbante.

Nous pensons avoir démontré que, dans le cours d'une affection urinaire, les altérations de la maladie elle-même, aidées quelquefois par l'intervention chirurgicale, favorisent beaucoup l'absorption d'une urine plus ou moins décomposée. Il reste à donner les raisons qui nous font attribuer à l'absorption de cette urine, les accidents décrits sous le nom de fièvre uréthro-vésicale.

Avant d'étudier les symptômes de l'infection urinaire

rappelons que les reins sont souvent altérés en même temps que la vessie et l'urèthre et que nous aurions dû placer ici la description des lésions qu'ils présentent. Nous avons préféré la renvoyer au début du chapitre consacré aux symptômes urémiques ; mais n'oublions point qu'une même opération pratiquée sur la vessie pourra déterminer et l'infection urino-putride et l'urémie, en facilitant l'absorption vésicale et en diminuant l'action des reins, soit par phlogose, soit par congestion, soit par hémorrhagie.

Les reins, au contraire, sont-ils sains ou à peu près, ce qui heureusement n'est pas très-rare, l'élimination de l'urine se fait bien ; mais, elle est résorbée un peu plus loin, décomposée, ammoqicale, mêlée à des globules de pus et des cellules épithéliales altérées et c'est alors qu'elle donne naissance à de l'infection urino-putride.

CHAPITRE III.

La clinique permet de distinguer plusieurs groupes dans les accidents décrits sous le nom de fièvre uréthrale.

Dans le premier, on observe un ou plusieurs accès de fièvre, auxquels succède bien vite le retour de la santé.

Dans le second, les accès se répètent plus souvent, déterminent un état général grave, trop fréquemment suivi d'une mort plus ou moins rapide. Quand le malade ne succombe pas, l'organisme se rétablit péniblement ; pour toujours, si la maladie est guérie ; jusqu'à une nouvelle crise possible, dans le cas contraire.

Au troisième groupe, appartiennent les accès de fièvre suivis d'inflammation ou d'abcès multiples qui frappent surtout les articulations, mais qu'on rencontre aussi dans les masses musculaires, les viscères thoraciques ou abdominaux.

Les auteurs, qui ne distinguent point comme nous les symptômes dus spécialement aux lésions rénales, décrivent un quatrième groupe sous le nom d'accidents pernicieux.

Nous en ajouterons un cinquième appelé forme mixte. Dans ce groupe on peut observer des symptômes de l'urémie, mêlés à ceux de la résorption de l'urine.

Ces deux derniers groupes pourraient être décrits à part et ensemble, quand nous nous occuperons des lésions rénales et de leur mode d'intervention.

Premier groupe. — Les cas qui doivent être rangés dans le premier groupe sont incontestablement les plus nombreux; nous en avons observé un assez grand nombre, mais nous nous contenterons de donner une seule observation qui est le tableau assez fidèle de toutes les autres. L'accès simple se manifeste d'une demi-heure à deux ou dix ou douze heures après un cathétérisme ou toute autre opération sur les voies urinaires, et il parcourt les trois stades qui caractérisent la fièvre intermittente.

Les trois stades, frissons, chaleur et sueur n'ont pas forcément la même durée; le plus souvent au contraire l'un empiète sur l'autre et c'est surtout la période de froid qui prédomine.

Quelquefois les frissons débutent brusquement, mais généralement ils sont précédés de malaise, d'abattement, d'anorexie; leur durée est très-variable, ainsi que leur intensité; tantôt à peine sensibles, tantôt au contraire, ils sont accompagnés de tremblement des membres et de claquement des dents. Le pouls est fréquent, petit, irrégulier, le malade, pour se réchauffer, se surchage de couvertures, et néanmoins accuse une sensation de froid, très-penible.

Que devient la température dans le frisson? Cette question était difficile à résoudre, car le malade se refuse, au moment où il grelotte, à ce qu'on mette le thermomètre dans le rectum, et il n'est guère plus facile de bien le place dans l'aisselle. De plus, on n'est pas toujours là, quand le frisson se déclare ; aussi avions-nous négligé de prendre la température à ce moment de l'accès de fièvre. La thèse de M. Malherbe nous a appris que pour Wunderlich, le frisson initial de la fièvre s'accompagnait en général d'une température très-élevée, mais qu'il fallait faire des réserves pour les frissons nerveux, au nombre desquels se trouverait rangé celui qui succède au cathétérisme. Ce fait, s'il est vrai, irait tout à l'encontre de nos opinions: aussi nous étions-nous promis dès lors de consulter le thermomètre dans tous les frissons auxquels nous pourrions assister. Malheureusement nous n'avons pu le faire qu'une fois et nous avons trouvé la température rectale à 39 1[2 pendant le frisson, et à 40 pendant la période de chaleur; nous rapportons l'observation plus loin. M. Malherbe a pris deux fois la température durant le premier stade de l'accès de fièvre et a obtenu des résultats contraires à la théorie de Wunderlich. Chez un de ses malades, la température était à peu près normale; chez l'autre, elle était notablement fébrile. La question mérite, dans tous les cas, de nouvelles recherches que nous nous promettons de faire.

Quand les frissons cessent, ils font place à un sentiment de chaleur qui est parfois fort désagréable. La chaleur n'est pas toujours en rapport avec la violence des frissons ; une chaleur modérée peut succéder à des frissons violents, tandis que des frissons à peine sensibles peuvent être suivis d'une chaleur ardente. Lorsque la chaleur est bien établie, la respiration devient libre, l'anxiété disparaît. Le pouls se développe, il acquiert de la fréquence et se régularise. C'est durant la période de chaleur que la température s'élève le plus haut: il n'est pas rare de voir le thermomètre atteindre jusqu'à 40°, 40°.2[5. M. Malherbe a constaté à plusieurs reprises des températures égales et même supérieures à 41°, en même temps, que le pouls montait à 120, 140 et même 160 pulsations.

Après la chaleur sèche, mordicante, apparaissent les sueurs ; la peau, de moite qu'elle était, se couvre de gouttelettes abondantes ; le calme revient et le malade s'endort. « Ordinairement, dit Velpeau, cet accès est unique, et le lendemain il n'y paraît plus ; le malade est dans le même état qu'avant l'opération. » Cette assertion est exacte quand les trois phases ont été complètes, mais, lorsque les sueurs ont été peu abondantes ou lorsqu'elles n'ont pas paru, on retrouve encore le lendemain et le surlendemain des frissons, de la chaleur, des sueurs et de la fréquence dans le pouls (Perdrigeon, thèse de doctorat).

En somme, ces accès ressemblent à ceux de la fièvre intermittente ; ce qui les en distingue, c'est que leur développement n'a pas lieu à certaines heures déterminées de la journée ; leur apparition dépend du moment où on a fait l'opération. De plus, quelle que soit l'intensité de l'accès de fièvre, jamais la température ne revient aussi rapidement à la normale que dans la fièvre intermittente. Dans les cas les plus simples, alors que le malade n'avait eu qu'un accès, que ses voies urinaires étaient relativement en bon état, que la santé générale était bonne, toujours la température est restée élevée, trente-six heures au moins après l'accès.

Les auteurs ont admis le type quotidien, le type tierce, le type double-quarte ; ils ont raison, en ce sens que les accès de fièvre peuvent revenir tous les jours ou tous les deux jours, et quelquefois à la même heure. Mais il ne faut pas rechercher ici plus de rapports avec la fièvre intermittente qu'on n'en recherche dans les frissons de l'infection purulente. Les accès de fièvre de la résorption urineuse viennent à toute heure de la journée ; on les observe à la suite de chaque cathétérisme, ou bien, quand ils se sont produits une fois, ils ne discontinuent plus, quand bien même le chirurgien s'abstient. Ils apparaissent alors un ou deux jours de suite, à la même heure, pour disparaître et ne revenir que deux, trois ou quatre jours après, indistinctement. On observe une intermittence analogue à celle des accès de fièvre de l'infection purulente, mais pas d'autre ; dans l'intervalle des accès, la température est toujours élevée ; le sulfate de quinine peut, dans certains cas, retarder l'accès et le rendre moins intense.

Voici un exemple d'accès de fièvre, unique, suivi pendant deux jours d'une élévation de la température ; le thermomètre marquait 39 5710 au moment du frisson.

OBSERVATION II (personnelle).

M. X..., commis-voyageur, entre à la Maison de santé, dans le courant de novembre (9 nov.). Il se plaint de rétrécissements de l'urèthre qui gênent considérablement le jet de l'urine, au point de le rendre à peu près filiforme. Ces rétrécissements datent de loin et reconnaissent pour cause une série de chaudepisses qui ne furent point assez soignées.

Le malade est vigoureux, bien portant, présente un léger trem-blement alcoolique et demande à être vite guéri, pour reprendre ses voyages.

— Au niveau de la racine des bourses et à gauche, existe une petite tumeur fluctuante, douloureuse, rouge, qui s'est produite, il y a quelques jours. C'est un abcès urineux qu'on ouvre et qui donne issue à une petite quantité de pus séreux, mal lié.

Cette tuméfaction est survenue à la suite de fatigues de toutes sortes, qui avaient augmenté considérablement le rétrécissement ; les urines sont, d'ailleurs, claires, limpides, quoique rendues avec beaucoup de difficulté.

Le malade n'a pas eu un seul accès de fièvre, et malgré son abcès urineux qu'il porte depuis huit jours, le pouls est normal et la chaleur naturelle.

M. Demarquay passe avec difficulté une sonde n° 3, filière Charrière, puis le n° 4, le n° 5, etc., je laisse de côté les détails de l'observation et j'arrive à trois semaines après le début du traitement, au moment où on peut faire pénétrer des sondes n° 14.

A cette époque, les sondes laissées à demeure et qui étaient toujours plus ou moins gonflées, rugueuses, altérées, avaient déterminé un catarrhe de la vessie assez intense ; les urines étaient ouches, et laissaient un dépôt abondant. Une sonde n° 16 est introduite avec un peu de difficulté; le malade souffre durant toute la journée, et le soir nous arrivons au moment où il avait un violent accès de fièvre. Le frisson est très-intense, claquement de dents considérable ; la température rectale, prise à ce moment, donne 39 1j2 ; bientôt après vient la période de chaleur, et le thermomètre monte à 40° ; les sueurs furent très-abondantes. Je fis donner 75 centigrammes sulfate de quinine et j'enlevai la sonde. Le lendemain, la température était encore à 39° ; nausées, pas d'appétit, pas de diarrhée ; le malade a constamment de légers frissons. On suspend la dilatation qui n'est reprise que trois jours après, alors que tous les accidents ont disparu.

Le surlendemain matin, la température marquait encore 37° 5j10 et ce n'est que le soir qu'elle était revenue à 37°.

Depuis lors, le traitement a été repris et s'est continué sans nouvelles complications.

En résumé, sonde irritant la vessie, modifications des urines devenues louches depuis quelques jours ; dilatation un peu forcée et douloureuse ; accès de fièvre très-intense, suivi pendant quarante-huit heures d'un malaise général et d'une élévation de la température; voilà le bilan de cette observation.

Deuxième groupe.— Mais si l'accès de fièvre est généralement unique et ne se présente qu'une ou deux fois, sans entraîner de graves désordres, il peut en être autrement quand les lésions de la vessie sont très-avancées, l'altération des urines considérable, la santé générale forte-

ment délabrée ou pour d'autres raisons qui nous sont inconnues. Les accès de fièvre se répètent fréquemment ; la
température est élevée durant leur intervalle ; le malade
s'affaiblit graduellement, il s'épuise, maigrit, a de mauvaises digestions et finalement peut succomber. Les
accès peuvent être plus ou moins nombreux, la fièvre
continue plus ou moins intense, et la mort, quand elle s'ensuit, plus ou moins rapide ; l'empoisonnement peut être
aigu dans un cas, il sera lent, au contraire, dans l'autre.

Dans le premier cas, par ses propriétés délétères, sa
quantité, ou pour d'autres motifs que nous ne connaissons
pas, et qui pourraient être particuliers à la constitution de
l'individu, l'urine absorbée semble frapper de mort le
plasma sanguin, comme elle gangrènerait les tissus au
sein desquels elle s'épancherait. L'organisme lutte pendant
quelque temps ; il cherche au moyen de crises, les accès
de fièvre, à se débarrasser du poison qui le tue ; mais bientôt il est vaincu et on n'observe plus qu'une fièvre continue ; puis survient la mort avec un cortége de symptômes
absolument analogues à celui des autres empoisonnements
putrides. Tantôt le malade faiblit à vue d'œil, s'affaisse
physiquement et moralement, et meurt avec un peu de
délire tranquille. Tantôt ce délire est plus fort ; il peut
même devenir furieux, mais c'est surtout chez les alcooliques que le fait se présente, et nous en rapportons une
observation. D'autres fois, il n'y a pas de délire, la langue,
les dents et les lèvres se sèchent, les yeux deviennent
caves, la respiration gênée, fréquente et courte, le malade est dans une demi-somnolence dont il est difficile de
le faire sortir ; il a de la carphologie et des soubresauts des
tendons, et finalement la mort arrive. Notons les degrés
de ces symptômes, car nous retrouverons aussi, dans les

lésions rénales, de la dyspnée, du coma et du délire, mais avec une intensité bien autrement grande et des caractères, d'ailleurs, particuliers.

Voici une observation d'empoisonnement aigu :

OBSERVATION III (personnelle).

M. X... de Pantin, âgé de 69 ans, entre à la Maison de santé pour une rétention d'urine, due à une hypertrophie considérable de la prostate. Depuis longtemps la miction était difficile, mais avant-hier elle s'est supprimée tout d'un coup, et depuis ce moment il n'a pas été possible de chasser une seule goutte d'urine. La vessie remonte jusqu'à l'ombilic, et donne une matité très-étendue sur les côtés. Le malade souffre horriblement, mais n'a pas eu d'accès de fièvre ; son pouls est petit, mais ne compte que 80 pulsations à la minute ; la peau n'est pas chaude. Deux médecins appelés la veille ont cherché à tour de rôle à pénétrer dans la vessie ; ils n'ont réussi qu'à déterminer une hémorrhagie considérable, dont les traces souillent encore les linges du malade.

Une sonde en gomme, armée d'un mandrin et très-fortement courbée, est introduite en se laissant pour ainsi dire conduire par le canal. Une première fois, elle pénètre dans une fausse route ; en la retirant un peu et en appuyant sur le côté gauche, elle entre dans la vessie, dont je retire environ quatre à cinq litres d'urine. Je croyais la trouver altérée, louche, voire même muco-purulente, en raison de sa stagnation prolongée ; il n'en fut rien ; elle était claire, sans odeur et mélangée à un peu de sang qui venait du canal.

Le malade fut considérablement soulagé et le lendemain M. Ledentu qui faisait alors le service en l'absence de M. Demarquay, le sonda de nouveau, puis ordonna des injections d'eau dans la vessie.

Pendant quatre jours, on pratiqua matin et soir un cathétérisme évacuateur ; l'état général était excellent, le malade se levait, mangeait et digérait bien ; mais en somme il ne pouvait uriner tout seul. Comme la prostate était d'ailleurs très-volumineuse, qu'on éprouvait quelquefois de la difficulté à pénétrer dans la vessie, on résolut de mettre une sonde à demeure. Elle fut bien supportée pendant les premiers jours ; la contractilité de la vessie revint petit à petit, et le malade était heureux de pouvoir uriner tout seul, en enlevant le fosset.

Mais bientôt la scène changea, la soude commença à déterminer quelques douleurs, les urines devinrent troubles, laissant un dépôt abondant au fond du vase, et le 1er octobre il y eut un violent accès de fièvre, avec ses trois stades parfaitement caractérisés qui durèrent environ une demi-heure chacun.

Soir. Temp. axill. 39°. Pouls plein, fort, 100 puls. — La respiration n'est pas trop gênée, et la peau est encore couverte de sueurs. Je fais une injection d'eau tiède et j'enlève la sonde.

Sulfate de quinine, un gramme. — Lavement purgatif.

2 octobre. M. Ledentu m'approuve d'avoir enlevé la soude ; il vide la vessie et fait des injections d'eau légèrement tiède. Il ordonne pour le soir 75 centigr. sulfate de quinine.

Soir. Nouvel accès de fièvre, un peu moins violent que celui de la veille. Temp. 38 1/2.

3 octobre. Violente douleur dans tout l'abdomen; elle n'est pas plus marquée dans la région rénale qu'ailleurs. — Pas de vomissements.

On éprouve quelques difficultés à introduire la sonde ; injections d'eau tiède dans la vessie ; cataplasmes laudanisés sur le ventre.

Soir. La sonde est introduite encore plus difficilement que ce matin ; j'ai fait saigner un peu le canal. Il n'y a pas eu accès de fièvre, le pouls est à 100, le thermomètre marque 38 1/2. — Rien dans les poumons ni au cœur.

4 octobre. Les douleurs abdominales sont toujours très-vives.

Y a-t-il une péritonite ? Une néphrite ? Un phlegmon périvésical?

La sonde est introduite avec assez de difficulté; on se décide à la laisser à demeure.

Soir. Accès de fièvre pendant la journée, le malade est très-abattu, a un peu de délire tranquille, des soubresauts des tendons, es lèvres sont sèches et noirâtres. La respiration est un peu fréquente, vingt inspirations par minute; la peau est moite; le thermomètre monte à 38 1/2. J'étais de garde, j'en profite pour le voir à dix heures du soir ; il était dans le coma le plus profond depuis huit heures, me dit la garde ; pupilles normales, membres en résolution, la peau est très-moite ; les linges sont humides, le thermomètre marque 38°.

A 11 heures 1/2, le malade était mort.

L'autopsie ne put être faite complètement, et ce fut par-dessous la symphyse pubienne, que nous fûmes obligé d'aller chercher la vessie et la prostate. Les anses intestinales attirées nous montrèrent le péritoine parfaitement sain.

Soit difficultés matérielles, soit manque de temps, il nous fut impossible de prendre les reins ; ce que nous avons beaucoup regretté, car il eût été très-important de voir leur état.

La vessie est assez volumineuse, sa muqueuse est congestionnée, arborisée par places ; le dos du scalpel enlève une couche assez épaisse de cellules épithéliales et de muco-pus. Le tissu cellulaire périvésical est parfaitement sain, il n'y a pas traces de phlegmon.

La prostate a quintuplé de volume ; ses deux lobes latéraux sont considérablement hypertrophiés ; son lobe médian très-hypertrophié aussi, est uni aux latéraux par deux ponts de substance que M. Ledentu croit être du tissu prostatique. (Conservée pour être examinée au microscope et présentée ensuite à la Société anatomique, cette prostate a été jetée par mégarde, en même temps qu'une autre qui présentait absolument les mêmes altérations.) L'un des deux ponts présente un trou circulaire mesurant environ un centimètre et demi de diamètre ; c'est par cette ouverture que passait la sonde introduite dans la vessie. Une autre ouverture existe au niveau du deuxième pont ; mais celle-ci finit en cul-de-sac dans les parois vésicales ; elle paraît de formation récente, tandis que le pourtour de la première est constitué par du tissu induré de longue date.

Nous avons beaucoup regretté de ne pouvoir examiner les reins, car il eût été intéressant de savoir si une néphrite aiguë n'était point là cause des douleurs abdominales qu'on avait observées.

Bien que, par cela même, cette observation soit forcément incomplète, elle n'en présente pas moins plusieurs points intéressants sur lesquels nous nous promettons de revenir :

1º Deux médecins s'exercent à qui mieux mieux sur le canal de ce malade, le font saigner abondamment et cependant il n'y a pas accès de fièvre, l'état général reste bon ;

2° Tant que les urines sont normales, le cathétérisme quoique difficile, puisqu'on s'engage fréquemment dans la fausse route, ne détermine aucun accident;

3° On met une sonde à demeure ; elle irrite la vessie qui s'enflamme rapidement; les urines deviennent louches, laissent un dépôt abondant, et c'est alors qu'apparaissent de violents accès de fièvre.

Ce ne sont point seulement les expériences sur les animaux, les observations d'infiltrations urineuses chez l'homme, qui nous font admettre la nécessité d'une altération des urines pour la production de l'intoxication urineuse, c'est encore l'étude attentive de sa pathogénie. Jamais nous n'avons observé d'accès de fièvre sans que les urines fussent plus ou moins altérées, et nous avons déjà dit ce qu'étaient ces altérations. Nous avons vu, au contraire, des uréthrotomies internes, des lithotrities, ne déterminer rien, tant que les urines étaient claires, limpides, acides ; dès qu'elles devenaient troubles, muco-purulentes, alcalines, on avait à craindre la fièvre uréthro-vésicale.

Enfin, étant admise la possibilité d'une résorption de l'urine, étant admis que cette urine est alcaline et muco-purulente, il faut bien admettre encore d'autres conditions que nous ne connaissons pas, inhérentes à la constitution de l'individu ou à la composition des urines, ou à la quantité absorbée. Pourquoi, en effet, l'empoisonnement ne se produit-il pas toujours quand les deux premières conditions sont remplies? Et quand il a lieu, pourquoi a-t-il été si rapide dans le cas que nous venons de citer et sera-t-il si lent dans l'observation IV ?

Dans l'empoisonnement lent, le malade résiste ; il a plusieurs accès de fièvre suivis d'un mieux relatif ; mais constamment une fièvre sourde, continue, que le thermomètre dévoile, mine sa constitution quelque robuste qu'elle soit.

Une diarrhée incoercible, des digestions difficiles, le dégoût des aliments, viennent encore en aide à la fièvre pour produire une émaciation plus rapide, et la mort survient alors dans un degré de marasme considérable. Si le médecin a compris la cause du mal, il se hâtera de modifier les urines et fera tous ses efforts pour ne pas ouvrir de nouvelles portes d'entrée, puis il s'occupera de l'organisme, pour lui donner des moyens de résistance. Dans bien des cas, son traitement sera couronné de succès ; dans bien d'autres, il assistera, spectateur impuissant, aux progrès d'un mal qu'il connaît, mais qu'il ne peut enrayer.

Les cas où l'on observe le plus fréquemment un grand nombre d'accès successifs, de la diarrhée, des vomissemenis, sont incontestablement ceux dans lesquels les altérations de la vessie et des urines, sont le plus avancées. Toutes les conditions sont en effet réunies pour que l'empoisonnement soit facile et pour que, de plus, il soit grave. Les rétrécissements de l'urèthre, les hypertrophies de la prostate peuvent assurément déterminer des lésions profondes du réservoir urinaire ; mais les calculs de la vessie sont, à ce point de vue, bien plus dangereux encore. Dans l'observation suivante, on verra qu'un simple cathétérisme avec une sonde en argent a suffi pour déterminer un accès de fièvre, suivi de plusieurs autres, qui finalement ont entraîné la mort.

Observation IV (personnelle.)

M. X...., 57 ans, de l'Aveyron, entre à la maison de Santé le 25 septembre. Depuis longtemps il a des calculs dans la vessie, et c'est dans l'intention de se faire opérer qu'il est venu à Paris.

Comme antécédents : hémorrhagies vésicales et coliques néphrétiques ; jet d'urine se supprimant tout d'un coup, pesanteur au périnée, etc., enfin, tous les symptômes d'une affection calculeuse.

Depuis quelque temps, il maigrit considérablement; ses urines sont épaisses, laissent un dépôt fort abondant qui se décompose avec

Girard.   4

facilité, et sent alors très-mauvais. L'appétit est d'ailleurs assez bon, les fonctions digestives s'accomplissent régulièrement, la pression sur les reins ne détermine aucune douleur, et le malade ne se rappelle pas en avoir souffert en dehors des coliques néphrétiques.

Le lendemain de son entrée, une sonde en gomme explore l'urèthre qui est en bon état ; on n'insiste pas pour la recherche des calculs et ce n'est qu'après avoir accordé quelques jours de repos que M. Ledentu se décide à faire un cathétérisme explorateur (28 septembre.)

Le soir même, violent accès de fièvre avec ses trois stades ; on ordonne du sulfate de quinine à la dose de 75 centigr.

29 septembre. Le lendemain le malade reste couché. Température axil. 37° 1/2 ; anorexie, nausées, vomissements.

Le soir, un peu de diarrhée, température ax. 38.

30 septembre. Temp. ax. 37° 1/2. Respiration normale, pouls 86. Le malade se trouve un peu mieux, la diarrhée continue.

Soir. Accès de fièvre vers trois heures. La peau est encore moite. Temp. ax. 38°. Respiration un peu courte. Rien dans les poumons. Sulfate de quinine 0,75 centigr.

1er octobre. Assez bonne nuit. Temp. ax. 37°. Pouls 86. Respiration normale. A vomi le chocolat qu'il avait pris ce matin. La diarrhée continue. Diascordium et sous-nitrate de bismuth : 4 grammes.

Soir. Temp. 38°. Respiration normale. Le malade vient de manger et se trouve assez bien.

Le 2. Nuit un peu agitée, a vomi encore ce matin. Temp. ax. 37° 1/2. Respiration courte, face fatiguée. Toujours de la diarrhée qui a déterminé à sa suite un ténesme insupportable. Les matières rendues sont noirâtres, liquides et en très-petite quantité à la fois. Le malade s'épuise à vue d'œil et désespère.

Soir. Accès de fièvre à trois heures. Malgré les recommandations et les soins pris pour le faire transpirer, la période de sueurs est courte. Un calcul peu volumineux s'est engagé vers midi dans l'urèthre et a déterminé, avant d'être rendu, des souffrances considérables. Les urines sont toujours épaisses, muco-purulentes, et, au dire du malade, en quantité certainement beaucoup moindre qu'avant le cathétérisme. Le termomètre marque 38° ; de temps en temps, horripilations et petits frissons généralisés.

Le 3. La diarrhée a été très-intense durant la nuit, et a gêné tout sommeil. Temp. 37 1/2. Pouls 100, petit, faible ; respiration normale. Comme le diascordium et le sous-nitrate de bismuth ne produisent aucun effet, on les suspend pour donner de l'extrait de ratanhia.

Du 3 au 6 octobre. L'état reste à peu près le même. Malgré tous les efforts possibles, la diarrhée est toujours aussi intense, le malade s'affaiblit considérablement; il vomit de temps en temps ses aliments qui sont d'ailleurs toujours pris en petite quantité et donnés à son gré. La temp. ax. oscille entre 37° et 38°; les organes respiratoires ne présentent rien d'anormal.

On se garde, bien entendu, de toucher aux voies urinaires; il n'y a, du reste, aucune indication d'urgence, la vessie se vide bien.

Le 7. Accès de fièvre dans l'après-midi; il a été moins intense que les précédents. Tout s'est terminé en trois quarts d'heure.

Douleurs dans la région rénale gauche qui persistent pendant une huitaine de jours et font songer à une néphrite; elles ne furent d'ailleurs jamais bien accusées. La température ne dépasse pas 38°. Le malade s'affaiblit toujours sous l'influence d'une diarrhée si intense que, dans les derniers jours, il ne se lève plus et que souvent on n'a plus le temps de lui offrir un bassin.

Les vomissements sont toujours répétés; un simple verre de tisane suffit quelquefois pour les déterminer.

On compte encore 3 accès de fièvre les 11, 15 et 20, puis la mort survient (30 octobre) dans un délire tranquille et sans coma. Des fragments de pierre arrêtés dans la portion prostatique, ont présenté ces trois derniers accès.

L'autopsie a été refusée par la famille.

En raison des antécédents: coliques néphrétiques, hématuries, de l'ancienneté de la maladie, des douleurs rénales survenues dans les derniers temps, il est plus que probable que les reins étaient altérés. Ces lésions rénales auraient pu déterminer des accidents d'urémie franche, aiguë; il n'en a rien été, mais elles n'ont pas moins joué un rôle important dans le groupe de symptômes que ce malade a présentés, et c'est à elles que nous rapportons la diarrhée colliquative et les vomissements incoercibles.

Cette observation pourrait être rangée dans les cas que nous décrivons sous le nom de forme mixte, mais en somme, les symptômes de l'intoxication urineuse prédominent de beaucoup.

Nous avons réservé tout exprès la diarrhée et les vomissements pour la fin de cette description. Les uns et les

autres et surtout la diarrhée, peuvent s'observer dans l'infection urineuse, aussi bien que dans l'infection putride ;
mais nous croyons que la plupart du temps ces phénomènes sont dus à des lésions concomitantes du rein, à de
l'urémie. Nous nous méfions surtout des vomissements
fréquemment répétés, de cette intolérance de l'estomac qui
ne lui permet pas de supporter une demi-verrée de liquide ;
les vomissements peuvent exister dans la résorption urineuse, mais bien plus rares, bien plus espacés, et jamais
aussi incoercibles. L'intolérance de l'estomac dans l'urémie s'explique par l'accumulation d'une grande quantité de liquides renfermant, non point de l'urée, mais des
sels ammoniacaux (Cl. Bernard.)

La diarrhée, dans l'un et l'autre cas, est à peu près aussi
abondante ; mais elle survient moins promptement dans
la résorption urineuse, n'apparaît guère que dans les empoisonnements chroniques, et peut céder plus facilement
à un traitement approprié. Dans les deux cas, les matières
rejetées sont habituellement noirâtres, ont une très-mau-
vaise odeur, sont rendues, au début, avec beaucoup de
facilité, mais déterminent bientôt une certaine irritation
de la portion rectale de l'intestin. Le ténesme devient alors
insupportable et force les malades à se présenter à la garde-
robe, quinze à vingt fois par jour, et même plus.

Nous venons de décrire les cas graves du deuxième
groupe, ceux dans lesquels la mort survient rapidement
ou avec lenteur, suivant l'intensité de l'intoxication. Mais
il n'en est heureusement pas toujours ainsi, les accès de
fièvre répétés n'entraînent pas fatalement cette issue ; après
avoir duré un certain temps, amené même l'organisme à
un état de marasme considérable, ils peuvent cesser tout
à coup et permettre au malade de se rétablir lentement. On
voit alors les urines se rapprocher de l'état normal ; elles
sont moins épaisses, laissent un dépôt moins abondant;

l'urination est assez facile, les digestions se font mieux, et
la diarrhée, s'il y en avait, cesse assez promptement.

On a remarqué que les accès de fièvre avec période de
sueurs très-abondantes, étaient suivis moins fréquemment
de nouveaux accès, que l'état général se trouvait sensiblement amélioré, qu'il y avait un mieux prononcé, reconnu par le malade. Il est permis de supposer que, dans
ces conditions, les sueurs entraînent une grande partie des
éléments qui déterminent la fièvre et ce qui rend cette sup-
position encore plus probable, ce sont les observations de
Civiale et d'autres auteurs qui ont constaté plusieurs fois des
éruptions particulières, ulcératives, succédant à des trans-
pirations urineuses. Nous n'avons jamais vu ce genre d'é-
ruptions, mais nous les trouvons signalées dans l'observation suivante d'un malade qui a écrit lui-même l'historique de son affection. Cette observation est trop intéres-
sante pour la passer sous silence ; comme elle est très-
longue, nous l'abrégerons autant que possible, faisant
grâce au lecteur des appréciations du patient qui sont loin
cependant d'être toujours inutiles. Je n'ai qu'à me louer
d'avoir, à la Maison de santé, prié souvent les malades
d'écrire eux-mêmes les antécédents de leur affection ; ils ne
demandent pas mieux d'ailleurs, sont en général intelli-
gents et vous rendent compte de la marche de la maladie
beaucoup mieux que dans l'interrogatoire.

Observation V (personnelle.)

M. A..., commis voyageur en liquide, âgé de 32 ans, entre à la
Maison de Santé le 1er avril 1872, il se plaint de rétrécissement de
l'urèthre qui laissent passer avec peine des bougies n° 6, filière-
Charrière.

Première blennorrhagie en 1856 ; malgré tous les traitements ou
peut-être à cause de tous ces traitements mal dirigés, l'écoulement
ne tarit pas. Durant deux ans, les potions Chopart, les capsules
Motte, les injections au nitrate d'argent, toutes les tisanes possibles

sont employées; en plus, le malade ne néglige pas de voir des femmes, tant et si bien qu'il finit par avoir une chaudepisse cordée. Sur le conseil d'un de ses amis, il rompt la corde à sa manière et perd environ une demi-cuvette de sang, à la suite du spasme génésique. Cette opération redresse la verge, mais ne diminue point l'écoulement ; le rétrécissement va toujours en augmentant, le jet diminue de plus en plus et quand vient pour lui (4 ans après) le moment de se présenter au conseil de révision, il prie un docteur de faire tout pour tarir cette sécrétion purulente qui le gène. Celui-ci ordonne une injection abortive, et le lendemain, au lieu de se présenter au conseil, le malade était couché, souffrant de douleurs atroces déterminées par une rétention d'urine.

Impossible, malgré tous les efforts, d'arriver à le sonder ; des bains prolongés le font uriner. Au bout de quelques jours on commença une dilatation en règle ; après un mois, apparurent des accidents, et ici je laisse la parole au malade : « il est bon de vous dire que ces sondes au lieu d'être olives, étaient pointues. Mon canal était de plus en plus sensible, et malgré ma jeunesse et mon courage, je déclinais de jour en jour. J'avais souvent la fièvre ; ça me prenait par un accès, je grelottais, je claquais des dents pendant cinq et six heures de temps ; je n'étais tranquille, qu'après avoir mouillé 3 et 4 chemises ; on continuait à me sonder avec ses mauvaises sondes ; la *fièvre me sortait chaque fois aux lèvres, au nez à la bouche et sur le corps* ; je ne trouvais rien à mon goût. » Ces éruptions étaient à son dire pustuleuses et laissaient à leur suite une petite plaie assez longue à guérir ; elles se sont représentées au moins huit à dix fois.

De 1861 à 1865, le traitement est mieux dirigé, néanmoins souvent il se présente des accès de fièvre et des orchites qui certainement ont été nombreuses, puisque le malade en porte le nombre à 50 ?

En 1865, il ne pouvait plus introduire que des bougies nos 5 et 6.

Il reste dans cet état jusqu'en juin 1867, époque à laquelle il entre à l'hôpital Necker dans le service de Civiale qui emploie des bougies en cire jaune. « Le premier jour, trouvant un obstacle à 7 centimètres, il resta là ; la bougie étant bien engagée, en quatre jours, nous arrivâmes au deuxième obstacle à 10 centimètres, et au bout de huit jours, le même calibre de bougie en cire s'engageait très-bien dans le troisième obstacle à 13 centimètres ; le calibre de cette bougie équivalait à un n° 7. » La mort de Civiale vint interrompre le traitement; plus de progrès durant quatre mois. M. Guyon prend alors le service, et au bout de deux mois il parvient à introduire une bougie olive plombée du n° 7, «quand de petites baleines microscopiques n'avaient pu réussir. » Un mois après, on ne passait que le n° 9 ou le n° 10. «En présence de progrès aussi peu rapides, l'uréthrotomie fut décidée et pratiquée sans accidents; la sonde à demeure que l'on me mit n'était que du n° 12; je restai encore six semaines et ne pus jamais dépasser le n° 14 ou 15, tant j'avais le canal douloureux.»

Il sort de Necker en janvier 1868, son écoulement n'avait pas cessé; il continue à se sonder assez régulièrement, et petit à petit il en arrive à ne pouvoir plus passer que les n°s 5 et 6.

En 1870, il entre à la Maison de santé, dans le service de M. Demarquay qui pendant trois semaines lui met des sondes à demeure. «J'urinais assez bien; obligé de vaquer à mes affaires, je ne puis rester plus longtemps entre les mains de ce docteur.»

Cathétérismes pratiqués par lui-même; bains de siége fréquents, voilà tout le traitement qu'il suit alors.

Au 1er avril 1872, il revient à la Maison de santé, il souffre toujours beaucoup en urinant, et ne peut passer que le n_0 6; depuis quatre mois, il est complètement impuissant. Les urines sont muco-purulentes. «Je souffre le plus quand je sens dans le canal un jet qui n'est pas régulier; c'est un jet des urines chargées. » Maux de tête fréquents, maux de reins.

Vu les antécédents, c'est avec la plus grande prudence que M. Demarquay se décide à toucher à son canal, et cependant que d'accidents n'observe-t-on pas encore! une orchite, un abcès de la prostate qui s'ouvre dans l'urèthre et suppure durant au moins trois semaines; la dilatation ne marche pas, et un mois après son entrée, on ne lui passe que des sondes n° 9.

Sur sa prière, M. Demarquay consent à pratiquer l'uréthrotomie interne; accès de fièvre très-violent, puis torpeur intellectuelle qui fait craindre le coma et la mort.

Plusieurs accès de fièvre successifs traités par le sulfate de quinine qui nous paraît produire de bons effets; durant trois semaines, état général très-mauvais, fièvre continue, diarrhée, amaigrissement considérable.

On recommence la dilatation qui est faite avec beaucoup de prudence, et on parvient en deux mois à faire entrer le n° 15; le malade urine mieux, sa santé est meilleure, bien qu'elle ne soit pas encore florissante; il quitte la Maison de santé en juillet 1872.

Cette observation et la suivante nous forcent à revenir sur une idée que nous avons déjà exprimée : c'est que, outre les altérations de l'urine que nous pouvons constater, il en est peut-être d'autres insaisissables et qui la rendent beaucoup plus dangereuse. Dans certains cas, en effet, où toutes les conditions d'absorption d'une urine malade sont réunies, cette absorption n'aura pas lieu, et si elle a lieu, ce qui pour nous est démontré par les accès de fièvre, les résultats en seront peu graves ou même tout à fait bénins. Tandis que dans l'observation IV, par exemple, il aura suffi d'un seul cathétérisme pour allumer l'incendie et déterminer une série d'accès, une fièvre continue et finalement la mort, dans l'observation suivante, où les conditions antérieures et actuelles de santé ne sont guère meilleures, un accès de fièvre attend toujours pour se développer une séance de lithotritie. (Exceptons un seul accès survenu à la suite de fragments de calculs volumineux engagés dans la portion prostatique, mais remarquons que dans ce cas nous nous trouvons dans des conditions absolument analogues à celles d'une opération ; ce sont les calculs qui jouent ici le rôle des instruments.) Il semble que le poison introduit dans l'organisme s'éteint après un premier accès et que, s'il a encore la puissance de déterminer un peu de fièvre continue, il est désormais incapable de provoquer une forte réaction.

L'observation suivante a beaucoup frappé notre attention. Constamment le malade a pu absorber de l'urine altérée, et il en a absorbé, puisqu'en diverses reprises il a eu jusqu'à dix accès de fièvre, et jamais cependant nous n'avons vu survenir des accidents aussi terribles que dans d'autres circonstances. Le malade n'était ni plus fort, ni mieux portant que d'autres ; il était au contraire très-affaibli, très-pusillanime, très-sensible ; sa vessie se contractait très-énergiquement sur l'instrument lithotriteur. Les reins présentaient-ils plus de garanties? Non pas ; pendant longtemps il avait pissé des graviers ; il avait eu plusieurs fois des coliques néphrétiques; il se plaint fréquemment de douleurs assez vives dans la région des reins et surtout dans la région rénale gauche.

OBSERVATION VI (personnelle.)

M. X... (Henri), charpentier, âgé de 28 ans, entre le 22 mai, à la Maison municipale de santé. Depuis longtemps il pisse des graviers; il a des douleurs dans les reins, des envies fréquentes d'uriner ; ses urines sont troubles, épaisses, laissent un dépôt abondant au fond du vase. Ces derniers mois, il a eu trois ou quatre hématuries; il s'affaiblit de jour en jour, souffre beaucoup à la région du périnée et à l'extrémité de la verge. Il s'est décidé à entrer à la Maison de santé pour se faire opérer de la pierre.

Un cathétérisme explorateur indique, en effet, la présence de calculs, et il est convenu qu'on pratiquera la lithotritie. Pendant quelques jours, on fait des injections d'eau dans la vessie, afin d'habituer cet organe à retenir une certaine quantité de liquide qui facilitera la manœuvre du lithotriteur. Ce traitement préparatoire était nécessaire, car la vessie, excessivement irritable, se contractait dès l'entrée de la sonde, et il eût été presque impossible de ne pas saisir la muqueuse dans les manœuvres du broiement.

Une première séance est pratiquée le 26 mai ; le brise-pierre rapporte une assez grande quantité de poussière noirâtre et de fragments qui paraissent appartenir à un calcul formé d'acide urique.

Soir. Violent accès de fièvre qui dure environ deux heures ; les sueurs sont très-abondantes. La température dans l'aisselle est de 38, la respiration est un peu précipitée, le pouls marque 100 pulsation. Sulfate de quinine à la dose de 0,75 centigr.

Le 27. Température 37,5. Pouls 86. Respiration normale. Nuit agitée. Pas de vomissements. Pas de diarrhée.

Soir. Vomissements dans l'après-midi. Légers frissons, mais pas d'accès de fièvre, comme la veille. Temp. 38. Pouls. 96°. Respiration normale.

Le 28. Nuit encore mauvaise : Un peu de délire. Temp. 37° 3/10. Pouls 86. Diarrhée assez abondante. 4 selles durant la nuit. Diascordium et bismuth ; sulfate de quinine 0,75 centigr.

Soir. La journée a été assez bonne. Pas eu d'accès de fièvre; pas de vomissements, la diarrhée est moins intense. Le thermomètre marque néanmoins 38o.

Le 29. Même état que la veille:

Les jours suivants et jusqu'au 2 juin, la santé s'améliore peu à peu, la diarrhée disparaît, l'appétit revient. Ce jour-là, M. Demarquay décide une nouvelle séance de lithotritie qui est pratiquée aussitôt. Tout se passe sans encombre, les calculs sont plusieurs fois saisis et broyés, et le lithotriteur est retiré sans qu'il s'écoule une seule goutte de sang.

Soir. Accès de fièvre très-violent. Mêmes phénomènes que lors de la première séance et je n'aurais qu'à répéter la symptomatologie décrite plus haut. Au bout de six jours, tout était rentré dans l'ordre lorsque des calculs, que le malade n'avait cessé de rendre avec une urine très-chargée de muco-pus, s'arrêtent dans son canal, l'obstruent complètement et déterminent une rétention d'urine, que fait cesser l'interne de garde en retirant au dehors ou en repoussant dans la vessie les calculs engagés.

Le lendemain, il y a un accès de fièvre moins violent que les précédents, et suivi promptement du rétablissement de la santé. Les calculs rendus jusqu'alors, et qui avaient été recueillis, pèsent environ de 25 à 30 grammes; ils ont tous un aspect noirâtre, et sont assez durs.

15 juin. On tente une nouvelle séance de lithotritie; les mêmes précautions sont prises que pour les précédentes, on réussit également bien et le soir cependant, il y a encore un nouvel accès de fièvre.

Nous pouvons résumer l'histoire du malade en disant qu'on a pratiqué neuf séances de lithotritie, que toutes les neuf ont été suivies d'un accès de fièvre, déterminant un ébranlement assez considérable de l'organisme pendant quatre à cinq jours. Pour être complet, signalons une orchite survenue durant le cours du traitement et qui s'est terminée très-simplement. Cette longue cure n'avait point été sans éprouver considérablement le malade; il était très-faible, très-amaigri, avait tous les soirs un peu de fièvre; aussi dès qu'on ne sent plus de calculs dans la vessie, se hâte-t-on de le renvoyer à la campagne où il habite. Il quitte la maison de santé le 20 août après un séjour de trois mois.

Les premières semaines passées à la compagne furent très-heureuses au point de vue de la santé générale qui se rétablit très-ra-

pidement ; la miction se faisait avec facilité, les urines étaient rede-
venues presque claires et tout semblait présager une guérison complète. Mais cet espoir ne fut pas de longue durée, les symptômes
reparaissent peu à peu, les urines redeviennent épaisses, muco-purulentes, et M. X... se décide à rentrer à la Maison de santé le 2 novembre de la même année.

M. Demarquay explore la vessie et ne découvre pas de calculs ;
comme les urines déposent énormément, qu'il existe un catarrhe
intense, on expérimente le silicate de soude en injections. Ces expériences étaient pratiquées en même temps sur un autre malade.
Comme impression générale, nous croyons que le silicate de soude
peut rendre des services en diminuant les fermentations dans la
vessie.

Le catarrhe vésical avait considérablement diminué, l'état général
était meilleur, quand le malade quitte la Maison, au moment des
fêtes de Noël.

Les partisans de la théorie nerveuse, qui attribue les
accès de fièvre à la douleur produite par le contact des instruments, pourraient invoquer l'observation précédente
à l'appui de leur thèse, puisque les accidents ne sont
survenus qu'à la suite d'une séance de lithotritie ou de calculs engagés dans l'urèthre et déterminant des douleurs
atroces. Aussi croyons-nous devoir mettre en regard de
cette observation la suivante, où les douleurs provoquées
par le contact des instruments étaient tout aussi vives, sans
que cependant dix-neuf séances de lithotritie aient causé
un seul accès de fièvre. Mais disons, tout de suite, que les
urines sont constamment restées limpides, et que, s'il y a
eu un peu d'inflammation vésicale, elle n'a jamais été que
très-faible et passagère.

OBSERVATION VII (personnelle).

M. T. (Charles), 68 ans, épicier, entre le 7 juin 1872 à la Maison
de santé, pour se faire opérer de la pierre.

Etat général excellent, homme robuste, fort ; il appréhende
beaucoup la première séance de lithotritie, qui a été résolue après

.'exploration de la vessie. Le canal est très-douloureux, le malade mord ses draps pour ne pas crier ; les urines sont claires et ne laissent pas de dépôt au fond du vase.

La première séance est pratiquée le 13 juin. La pierre, qui est très-volumineuse et friable, paraît formée de phosphate de chaux.

Soir. Un peu d'élévation de la température, un peu de fièvre et voilà tout.

Du 18 juin au 17 août, époque de la sortie, on pratiqua 19 séances de lithotritie qui ne donnèrent lieu à aucun accident.

Le malade s'en va parfaitement guéri.

Cependant le canal était très-douloureux, la vessie très-irritable, toutes les séances étaient redoutées par le malade ; mais les urines se sont conservées normales, et voilà, avec l'habileté de l'opérateur, les deux conditions auxquelles il faut rapporter ce succès vraiment remarquable.

A côté de ce fait, en voici un autre, et nous pourrions en citer un assez grand nombre d'analogues qui tous ont concouru à former notre opinion.

OBSERVATION VIII (personnelle).

M. V. (Amédée), 55 ans, receveur des contributions entre à la Maison de santé le 1er octobre 1872, pour se faire opérer de la pierre.

Antérieurement déjà il a été lithotritié par M. Demarquay.

Les sensations qu'il éprouve sont analogues à celles qu'il a ressenties la première fois, et, en malade intelligent, il n'attend pas des désordres plus graves pour faire débarrasser sa vessie des corps étrangers qui la gênent.

L'état général est excellent, les urines sont normales, il n'y a pas de catarrhe de la vessie. Après un cathétérisme explorateur, M. Ledentu reconnaît un petit calcul, qu'une première séance de lithotritie chercha à détruire le 7 octobre.

Soir. Petit mouvement fébrile, mais pas d'accès avec ses trois stades.

8 octobre. Des fragments de calculs restent engagés près du gland ; je les retire avec de petites pinces.

C'est le seul accident qu'on ait pu observer, et après trois séances de lithotritie, le malade sort parfaitement guéri le 24 octobre.

Nous n'avons jusqu'à présent parlé que des accidents qui surviennent à la suite d'un cathétérisme ou d'une opération quelconque pratiquée sur les voies urinaires, mais il ne faudrait pas croire que ces conditions soient nécessaires à leur production. Les accès de fièvre peuvent apparaître aussi sans la moindre intervention chirurgicale, mais beaucoup moins fréquemment à la vérité. C'est surtout chez les calculeux qu'on observe ces accès et nous nous sommes déjà expliqué à cet égard, ayant donné ailleurs notre manière d'interpréter alors leur pathogénie. Ils se présentent aussi à la suite de rétrécissements de l'urèthre, d'hypertrophie de la prostate, toutes les fois enfin qu'il y a stagnation de l'urine. En même temps que les accès qui sont plus ou moins espacés, on observe alors une fièvre continue, de l'amaigrissement, quelquefois de la diarrhée, de l'inappétence ; la température monte un peu le soir et reste même le matin au-dessus du chiffre normal.

C'est dans ces conditions que le cathétérisme seul est capable de faire disparaître tous les accidents. Nélaton citait souvent, dans ses cliniques, l'exemple d'un personnage qui avait consulté en vain les praticiens les plus exercés au sujet d'une fièvre intermittente. Un grand nombre de traitements avaient été employés, et tous sans résultats. L'examen attentif du canal de l'urèthre fit connaître un rétrécissement assez considérable. La dilatation fut commencée, et à l'élargissement du canal succéda une rémission complète dans les accidents fébriles.

Les observations de rétention d'urine avec accès intermittents, parfois même avec délire, ne sont pas rares, et nous ne demandons qu'à signaler en abrégé le fait suivant que nous trouvons dans la thèse de Mauvais.

OBSERVATION IX (empruntée à la thèse de Mauvais).

Un homme de 66 ans, urinant mal depuis longues années, est pris tout à coup et sans causes appréciables, d'accidents intermittents ; en même temps, la difficulté de la miction augmente, l'urine n'est plus rendue que goutte à goutte. Les accidents vont bientôt en croissant, la fièvre devient continue et le délire ne tarde pas à se montrer.

Un premier médecin, appelé à donner ses soins au malade, constate que la vessie fait saillie au-dessus du pubis. Le palper étant douloureux, le pouls très-fréquent, on diagnostique une cystite, et aussitôt on commence une médication antiphlogistique très-énergique. Les accidents persistent, un autre médecin est demandé.

Ce dernier pratique le cathétérisme et retire de la vessie une pleine cuvette d'urine ; immédiatement, dans la journée qui suivit, le malade fut notablement mieux, les accidents généraux allèrent en diminuant, et la guérison fut complète. Le traitement ne consista que dans le cathétérisme répété plusieurs fois.

Civiale, dans son édition de 1859, admet que ces accidents sont dus à la résorption des éléments de l'urine ; cette résorption aurait pour siége aussi bien la surface vésicale que les uretères et les tubes urinifères eux-mêmes.

La stagnation de l'urine entraîne une fermentation, dont le premier effet est d'atteindre l'épithélium, de le ramollir ; la dilatation aidant, il peut très-bien se produire sur certains points une solution de continuité du vernis épithélial ; les conditions de l'absorption sont alors remplies. De plus, dans les vessies enflammées depuis longtemps, on observe assez fréquemment des petits culs-de-sac constitués par des hernies de la muqueuse, et des dépressions (surtout dans les vessies à colonnes) ; dans tous ces points, la muqueuse vésicale est habituellement très-altérée. Enfin, il n'est pas jusqu'à des mortifications partielles, de petits abcès sous-muqueux qui ne puissent, dans certains cas, favoriser l'absorption.

Cette absorption se fera encore dans les uretères lorsqu'ils présentent une dilatation considérable, que l'urine y séjourne, car alors on observe des altérations analogues à celles de la vessie ; M. Liouville a même décrit et présenté à la Société anatomique des uretères à colonnes.

Enfin, les altérations de la muqueuse uréthrale, la dilatation du canal qui quelquefois est tellement considérable qu'elle constitue une sorte de cavité supplémentaire de la vessie, favorisent aussi dans certains cas l'absorption de l'urine et les accidents consécutifs. Dans l'observation suivante, plusieurs rétrécissements de l'urèthre ont déterminé une dilatation considérable du canal, un catarrhe intense de la vessie et à leur suite des accès de fièvre uréthro-vésicale, de la diarrhée, un amaigrissement considérable ; tous ces accidents cessèrent dès qu'on donna à l'urine une large et facile issue.

Enlever le liquide absorbable est, en effet, l'indication naturelle, d'autant plus que dans les cas de rétention, la vessie étant toujours plus ou moins paralysée à la suite de la distension forcée qu'elle a subie, ne se contractera pas énergiquement sur la sonde, évitant ainsi des déchirures de la muqueuse.

Observation X (personnelle).

M. P..., 50 ans, négociant, entre à la Maison de santé le 14 mars 1872. Il est atteint de cystite chronique, de rétrécissements multiples et de fistules urinaires.

Première chaudepisse à vingt ans ; trois ou quatre chaudepisses de 20 à 20 ans.

Chancre préputial à vingt-six ans. Paraphimosis réduit.

Phimosis à sa suite, empêchant de soigner le chancre, qui devient phagédénique.

Les trois quarts du gland sont détruits ; le phimosis persiste, le méat urinaire est très-rétréci.

Depuis cette époque, le malade urine difficilement et goutte à goutte. Il attribue cette dysurie à l'état du gland et au phimosis, mais il est probable que derrière se trouvent de nombreux rétrécissements, suite de blennorhagies.

Depuis quatre à cinq mois, accès de fièvre intermittents avec fièvre continue, qui déterminent un amaigrissement considérable; la vessie est atteinte d'un catarrhe très-intense, les urines sont très-épaisses, muco-purulentes.

Rétention complète il y a trois semaines; le chirurgien appelé fait de vaines tentatives de cathétérisme et ponctionne l'urèthre à trois centimètres en arrière du gland. Le malade est soulagé, l'urine s'écoule.

Quinze jours après, même état de choses. Nouvelle ponction de l'urèthre; celle-ci à deux centimètres en arrière de la première.

Ecoulement très-difficile de l'urine; accès de fièvre fréquents, état général très-grave.

Le malade prend le chemin de fer et vient à Paris.

Verge très-volumineuse, phimosis complet.

La dernière ouverture laisse couler de l'urine; le malade, pour l'expulser, se sert du procédé suivant : Il contracte la vessie et les muscles abdominaux, chasse ainsi un peu de liquide dans l'urèthre, puis avec ses doigts, il presse au niveau du périnée et fait sortir l'urine par la fistule. Cette manœuvre et sa réussite nous indiquent une dilatation assez considérable du canal en arrière des rétrécissements. Deux coups de ciseaux sur le prépuce mettent à découvert le gland, où l'on découvrait avec peine le méat urinaire.

Une bougie 3[4 filière Charrière, est introduite dans le canal et se trouve saisie par un rétrécissement au niveau de la fistule.

On accorde quelques jours de repos au malade, pendant lesquels l'urine s'écoule constamment par la boutonnière, en même temps que par le méat. De temps en temps il y a des rétentions passagères, produites par des bouchons muqueux; à leur suite on observe des accès de fièvre.

22 mars. Comme jusqu'à ce jour, on a rencontré un rétrécissement infranchissable, qu'il a été impossible d'introduire dans la vessie, même la sonde du plus petit calibre, M. Demarquay se décide à pratiquer l'uréthrotomie externe sans conducteur suivant son procédé habituel.

L'opération est faite le 22 mars de la façon suivante :

Les deux mains étant fortement liées aux deux pieds, le malade est anesthésié par le chloroforme.

Une incision transversale faite sur le périnée, à un centimètre en avant de l'anus, met à découvert le muscle transverse que l'on sectionne.

Puis on arrive sur l'urèthre au niveau de la région bulbaire, en suivant le paroi antérieure du rectum ; une incision longitudinale est pratiquée.

On essaie d'introduire d'arrière en avant, une sonde qui devait ressortir par le méat ; c'est impossible, on entre dans une fausse route. La sonde est alors introduite par le méat, et l'on essaie de la faire sortir par l'ouverture périnéale ; c'est impossible encore, elle pénètre dans une autre fausse route. Après bien des tâtonnements, une sonde cannelée pénètre par le vrai canal ; un stylet aiguillé aide à passer un fil sur la cannelure de la sonde, et c'est ce fil qui sert de conducteur à une bougie n° 8, dans ce labyrinthe de fausses routes.

Les difficultés qu'on avait éprouvées pour passer une bougie étaient créées par les dispositions suivantes de l'urèthre : parallèlement au canal existaient deux fausses routes en cul-de-sac, à ouvertures, l'une antérieure, et l'autre postérieure. De sorte que la sonde introduite par le méat pénétrait dans la fausse route antérieure et la sonde introduite d'arrière en avant dans la fausse route postérieure.

On place dans la vessie une sonde à demeure.

Soir. Le malade a un accès de fièvre assez fort ; le lendemain, encore un accès de fièvre. Tous les jours, pendant une huitaine, on observe de petits frissons qui sont combattus par le sulfate de quinine et l'extrait mou de quinquina.

Le pouls est toujours à 100, la température à 38°, mais le malade mange bien, dort bien, sa santé s'est considérablement améliorée, le facies est meilleur, les digestions plus faciles. Les injections d'eau légèrement tiède qu'on fait dans la vessie, trois à quatre fois par jour, ont beaucoup modifié l'état de cet organe ; les urines ne laissent pas un dépôt aussi abondant ; on ne voit plus ces bouchons muqueux qui déterminaient tant de souffrances avant d'être rejetés.

4 avril. On change la sonde vésicale et l'on remplace la bougie de l'urèthre par une autre du n° 12, filière Charrière. On recommande au malade de les faire glisser quatre à cinq fois par jour dans canal.

État général excellent, urines se modifiant de plus en plus.

Girard. 5

Les 10 et 18 avril, on change de nouveau la sonde vésicale; la bougie uréthrale est, en fin de compte, portée au n° 16.

Le 26. On passe de part en part une sonde n° 16.

La plaie périnéale se cicatrise peu à peu; la guérison s'établit sans encombre, et le malade quitte la Maison de santé le 15 mai, ne regrettant pas son long séjour.

En résumé, catarrhe très-intense de la vessie, poche uréthrale, stagnation et rétention de l'urine, toutes les conditions voulues pour faciliter l'absorption, qui a lieu, en effet, puisqu'on observe des accès intermittents et une fièvre hectique.

On donne une large issue à l'urine, puis on lave plusieurs fois par jour la surface vésicale ; tous les accidents disparaissent comme par enchantement.

Durant les deux premiers jours seulement, on observe un accès de fièvre dû, suivant nous, à la plaie périnéale qui étant encore fraîche a pu pendant quelque temps absorber l'urine qui baignait ses parois.

Nous venons de décrire les deux premiers groupes de la fièvre uréthrale ; ils reconnaissent la même cause et pourraient être divisés en légers et graves, suivant qu'ils cessent rapidement, n'entraînant avec eux aucune complication ou bien qu'en se répétant ils finissent par déterminer une fièvre continue, le marasme et la mort.

Troisième groupe. — Mais la fièvre uréthro-vésicale peut s'accompagner encore d'autres symptômes, et c'est ici que nous touchons au point délicat de la pathogénie.

A la suite d'un ou plusieurs accès de fièvre, succédant à une opération quelconque pratiquée sur les voies urinaires, on voit se manifester au niveau des articulations ou dans les masses musculaires des tuméfactions douloureuses qui arrivent promptement à suppuration. Marx a démontré que toutes les parties du corps pouvaient être atteintes, aussi bien les articulations du pied que celles du genou, de la hanche, de l'épaule ; les suppurations envahissent les muscles du membre supérieur, comme ceux de la jambe ; on les a même observées dans les parenchymes.

Des recherches auxquelles nous nous sommes livré, il résulte que bien des cas d'infection purulente parfaitement nets, ont été rangés dans la catégorie des faits que nous étudions ; ceux, par exemple, où l'on a trouvé à l'autopsie des prostatites suppurées ou des collections purulentes dans le petit bassin, nous devrons les laisser de côté. Mais nous en gardons le souvenir ; car, si des hommes tels que Civiale, qui observait bien, il faut le reconnaître, rangeait des cas d'infection purulente (dans les quelques phlegmasies peu connues à la suite des opérations sur les voies urinaires), c'est qu'il n'y a pas grande différence dans les symptômes.

L'importance de l'opération pratiquée n'est pour rien dans le développement des accidents ; ils surviennent aussi bien à la suite d'un simple cathétérisme, d'une dilatation de l'urèthre, que d'une uréthrotomie, et de la taille. Civiale les a même vus se produire chez des calculeux qui n'avaient subi aucune sorte d'opération.

Les points qui doivent suppurer ne sont pas tous également douloureux, et s'il en est qui déterminent une sensibilité tellement vive, que le contact des couvertures ne peut être supporté, il en est d'autres aussi complètement indolents, et ce n'est qu'à l'autopsie qu'on constate les désordres produits.

Quand la suppuration est le terme fatal auquel elles doivent aboutir, elles s'y acheminent très-rapidement et déterminent un état adynamique particulier de l'organisme, analogue à celui qu'on observe dans le cas d'infiltration urineuse. Ce n'est pas, du reste, le seul point de contact qu'elles aient avec cette affection ; la marche, la couleur des tissus et surtout l'aspect du pus produit qui est séreux, à odeur urineuse, entraînant des débris noirâtres, avaient déterminé Civiale à ouvrir rapidement, comme il le faisait, dans le cas d'épanchement d'urine.

Le plus habituellement les articulations ou autres parties atteintes suppurent ; il est cependant des cas, au dire du même auteur, où la suppuration ne serait pas fatale et où tout se passerait comme dans une simple arthrite. Nous croyons que dans ce cas il a confondu des phlegmasies articulaires intercurrentes, rhumatismales par exemple, avec les phlegmasies qui reconnaissent pour origine une lésion de l'appareil urinaire.

Nous ne citerons pour exemple que le fait suivant :

OBSERVATION XI (empruntée à Civiale).

En 1840, j'ai observé dans mon service, à l'hôpital Necker, un cas remarquable sous le point de vue du sujet dont il s'agit. Un homme de 49 ans avait éprouvé plusieurs gonflements articulaires des extrémités inférieures depuis l'apparition de la maladie calculeuse. Pendant que je le soumis à la lithotritie, un gonflement considérable survint à l'articulation tibio-tarsienne gauche et me fit juger prudent d'ajourner le traitement. Le malade en fut contrarié d'autant plus qu'il jugeait cette tuméfaction sans importance. Effectivement elle n'eut pas de suite. Au bout d'un mois, l'opération fut reprise et achevée de la manière la plus heureuse.

Il nous semble que Civiale a mal appliqué le « *post hoc ergo propter hoc* » et qu'il est plus logique d'admettre chez ce malade du rhumatisme ou de la goutte, puisque antérieurement il en avait subi les atteintes. Dans le cas présent, d'ailleurs, cette arthrite ne s'est nullement accompagnée du cortége de symptômes qu'on observe dans les inflammations urinaires.

Alors même que la suppuration est franchement établie, si on ouvre à temps les articulations et les autres foyers enflammés, la guérison pourra s'ensuivre. L'analogie, dit

Civiale, que j'avais cru remarquer entre ces abcès et ceux qu'on nomme urineux au début de leur formation, m'avait fait sentir la nécessité de les ouvrir avant que la fluctuation s'y prononçât ; l'événement a confirmé la justesse de cette vue et m'a prouvé de plus que le malade éprouvait un soulagement notable après l'ouverture de chaque collection, lors même qu'au lieu de pus il ne s'écoulait qu'une matière sanieuse, un liquide séreux et sanguinolent. Les articulations peuvent alors recouvrer complètement ou à peu près leurs fonctions ; mais, dans d'autres cas, elles restent ankylosées. En voici un cas emprunté à Velpeau (*Leçons de clinique*).

OBSERVATION XII.

Alors que j'étais chargé du service chirurgical à l'hôpital de la Pitié, je reçus un individu atteint d'une gonorrhée et d'un rétrécissement considérable de l'urèthre. J'étais déjà parvenu à introduire dans son canal et la vessie une bougie très-fine, lorsqu'il voulut un jour se sonder lui-même ; il y réussit, mais en déterminant quelques douleurs et l'écoulement d'une certaine quantité de sang. Le endemain je le trouvai avec une fièvre très-forte qui avait été précédée d'un tremblement très-fort. La saignée générale, la diète, les émollients ne calmèrent pas les accidents. Le jour suivant, douleurs vives dans les articulations tibio-tarsiennes avec gonflement considérable. Les accidents allèrent toujours en augmentant, et le cinquième jour je crus devoir donner issue au pus qui distendait ces deux articulations. Pendant trois semaines, il y eut une suppuration abondante, et le malade fut en danger de mort ; mais enfin, il guérit avec une ankylose des deux articulations.

Enfin, dans les cas où le malade a succombé, si l'inflammation avait eu le temps de se développer, on a observé des lésions articulaires avancées, suppuration, décollement des cartilages, altération des extrémités articulaires. Les abcès dans les masses musculaires suivent à peu près la marche de ceux des articulations ; ils se développent rapidement ; l'inflammation qui de prime abord envahit une surface assez étendue, se circonscrit ensuite, prend une allure particulière et se termine par une suppuration copieuse et fétide, différente à plusieurs égards de celle qu'on observe dans les phlegmons ordinaires.

OBSERVATION XIII (empruntée à Velpeau).

Un adulte fortement constitué avait un rétrécissement; deux cautérisations légères et l'introduction de quelques sondes flexibles, gardées une heure par jour, suffirent pour rétablir le diamètre du canal. Le traitement était pour ainsi dire terminé, lorsque tout à coup et sans cause appréciable, survint un violent accès de fièvre, qui se reproduisit le lendemain, malgré la sueur abondante dont le frisson avait été suivi. Le malade perdit totalement l'appétit et le sommeil, la langue devint blanche et comme laiteuse ; il se forma au périnée un vaste abcès, en même temps qu'à la jambe droite se manifesta une douleur excessive avec engourdissement. Un abcès non moins vaste parut à la partie antérieure et interne de cette dernière. Telle était la situation du malade lorsque je le vis. Les abcès du périnée et de la jambe furent ouverts ; il s'en écoula un liquide semblable à celui que fournissent les dépôts urineux. Un autre abcès se développa au genou correspondant ; la matière qui en sortit était encore la même. Le lendemain, l'autre jambe tomba malade ; mais la douleur, au lieu de se localiser, s'étendit à tout le membre et jusqu'à l'aine. Trois jours après le malade mourut.

En résumé, on voit survenir des accès de fièvre en tout semblables à ceux que nous avons décrits plus haut, en tout semblables aussi à ceux de l'infection purulente, et à leur suite des suppurations qui affectent surtout les muscles et les articulations, mais qui peuvent envahir aussi les organes internes.

Ces abcès s'observent en des points très-éloignés des organes urinaires; il n'est donc pas possible d'admettre une influence de voisinage.

D'autre part, l'inflammation qui leur a donné naissance s'est présentée avec des allures particulières et s'est terminée par une suppuration fétide, copieuse et différente

à plusieurs égards de celle qu'on observe dans les phlegmons ordinaires.

Quelle est la pathogénie de ces abcès, de ces inflammations diffuses ? Ne reconnaîtraient-ils point un mécanisme
analogue à celui qu'on est convenu d'attribuer aux abcès
de l'infection purulente ?

Civiale commence ainsi le chapitre XI qui traite de la
fièvre et des phlegmasies observées dans les maladies des
organes génito-urinaires :

« Les phénomènes que je me suis proposé d'étudier présentent de nombreuses différences, mais ils ont entre eux
des connexions qui paraissent autoriser à les réunir dans
un même chapitre.

Ils forment deux catégories principales : dans la première, la maladie est générale ; l'élément morbide reste
disséminé dans l'ensemble de l'organisme, et l'on ne sau-
rait dire quel est l'organe le plus particulièrement attaqué;
c'est la fièvre.

Dans la deuxième catégorie, les phénomènes débutent
aussi par des accès fébriles, mais tout aussitôt le mal se
circonscrit, le travail morbide se localise; la fièvre change
de caractère et l'on se trouve en face de phlegmasies spé-
ciales qui se manifestent et se développent soit dans les
articulations, soit dans les masses musculaires et quelquefois dans les organes intérieurs.»

Ne pourrait-on pas mettre ces paroles en tête d'un chapitre sur l'infection purulente?

Chez un homme qui suppure, et sous l'influence de
conditions encore assez mal connues, on voit quelquefois
apparaître des accès de fièvre intermittents, avec leurs trois
stades parfaitement caractérisés. Ces accès apparaissent
tous les jours ou tous les deux jours et peuvent entraîner
la mort ; ou bien ils cèdent au sulfate de quinine, vont
d'abord en diminuant, pour disparaître ensuite tout à fait.

Ces mêmes accès peuvent être suivis de phlegmasies articulaires, musculaires ou viscérales, qui suppurent très-rapidement si la mort n'arrive pas trop tôt ; on dit alors que le malade était atteint d'infection purulente.

Dans le cours des maladies des voies urinaires et surtout après un traitement actif, on voit apparaître aussi des accès de fièvre à stades parfaitement caractérisés, qui peuvent céder au sulfate de quinine et disparaître sans laisser de traces, ou bien entraîner la mort en se répétant, ou bien enfin être suivies de phlegmasies articulaires, musculaires ou viscérales.

Le rapprochement que nous faisons indique notre pensée :

Les accès de fièvre sont dus à une résorption urineuse, et de même que, dans les infections putride et purulente, leur gravité varie suivant certaines circonstances dont les unes sont connues et dont les autres appellent de nouvelles recherches.

Mais quelle sera la porte d'entrée ?

La nature de l'urine n'est-elle pour rien dans les accidents produits ?

Dans le chapitre II, nous avons vu qu'un rétrécissement ou tout autre obstacle apporté à la miction entraînait presque fatalement des altérations des muqueuses uréthrale et vésicale qui, dans ces conditions, pouvaient absorber.

Nous avons vu de plus que les urines normales étaient sans danger, relativement aux urines altérées et alcalines par fermentation ammoniacale.

Nous venons de décrire succinctement les symptômes de la fièvre uréthro-vésicale, et de rapporter des observations dont l'analyse nous permet de reconnaître que :

1° Si les accès de fièvre succèdent surtout à une opération pratiquée sur les voies urinaires, ils se présentent

aussi, mais beaucoup moins fréquemment, sans intervention chirurgicale;

2° Les accès de fièvre sont d'autant plus à craindre et
d'autant plus intenses, que les urines sont plus altérées et
la vessie plus malade (Gosselin, Maisonneuve);

3° Les accès de fièvre apparaissent surtout après un cathétérisme, quand on s'est servi d'un instrument rigide
(c'est une remarque que nous trouvons consignée dans la
plupart des auteurs) ; les sondes à demeure, quand elles
ont une extrémité en pointe et qu'elles sont résistantes,
prédisposent davantage aux accidents;

4° Le simple cathétérisme ou les sondes à demeure présentent d'autant plus de dangers que le canal et la vessie
sont plus sensibles, plus irritables, et que les contractions
vésicales sont plus intenses;

5° Une bougie, une sonde, un instrument lithotriteur
introduits dans la vessie peuvent déterminer des ulcérations, des lésions de la muqueuse vésicale, sans qu'il y ait
maladresse du chirurgien, si la vessie se contracte énergiquement. Ces lésions sont démontrées par des arborisations vasculaires qu'on rencontre çà et là sur la muqueuse
quand on fait l'autopsie.

L'analyse des symptômes nous permet de reconnaître
aussi que, pour un grand nombre de points, ils sont identiques à ceux d'une infection septicémique : .

1° Nous trouvons un foyer de liquide altéré et des parties
absorbantes.

2° Des accès de fièvre avec leurs trois stades parfaitement tranchés qui n'apparaissent qu'une ou deux fois, ou
se répètent bien plus fréquemment, en déterminant une
élévation constante de la température et un état général
grave.

3° Quelquefois des éruptions à la peau, à la suite de
sueurs abondantes.

4° Enfin, il peut se former des foyers suppurés avec des caractères spéciaux qui les rapprochent des infiltrations urineuses. Ces foyers se rencontrent dans les articulations, les masses musculaires et autres, les viscères thoraciques ou abdominaux.

Il nous reste à démontrer que les lésions rénales sont incapables de produire les symptômes précédents ; nous examinerons ensuite les objections qui ont été faites à la résorption de l'urine.

Pour deux motifs concluants, nous ne pouvons admettre que les lésions des reins déterminent la fièvre uréthro-vésicale.

1° Ces lésions ne se rencontrent pas dans tous les cas où des accès de fièvre ont été assez nombreux, assez intenses pour déterminer la mort.

Ce fait est indiscutable, et les partisans de la théorie urémique en conviennent eux-mêmes, puisqu'ils en appellent alors à une congestion passagère des reins, dont on ne retrouverait aucune trace après la mort.

2° En admettant qu'elles existent toujours, encore faudrait-il démontrer qu'elles peuvent produire un ensemble de symptômes analogues à ceux de la fièvre uréthro-vésicale. Or il n'en est rien.

Dans la symptomatologie des affections rénales, on ne trouve pas des accès tels que nous les avons décrits.

La néphrite aiguë, comme toutes les inflammations de même nature, s'annonce par un accès de fièvre, suivi d'une élévation constante de la température et du pouls ; et, quand elle suppure, ce sont de petits frissons répétés qui annoncent cette période ; mais elle ne présente pas les accès, aux trois stades parfaitement nets, de la fièvre urineuse.

Nous avons parcouru Rayer, relu les auteurs de pathologie interne, et, nulle part, dans les maladies aiguës ou chroniques, nous n'avons trouvé un ensemble de symptômes comparables à ceux de l'infection urineuse.

Et cependant, dans la maladie de Bright, dans les kystes, dans les tumeurs des reins que décrit longuement Rayer, on trouve des lésions anatomiques absolument analogues à celles qui ont été signalées plus haut.

Pourquoi, dans un cas, produiraient-elles les accès de la fièvre uréthro-vésicale et ne les détermineraient-elles jamais dans l'autre?

M. Malherbe, qui sentait très-bien la nécessité de comparer les symptômes des affections rénales à ceux de la fièvre urineuse, laisse de côté les accès fébriles qui constituent évidemment le caractère principal de ce qu'il appelle fièvre urémique, pour trouver des points de ressemblance dans les vomissements qui sont loin de se présenter toujours dans l'intoxication urineuse. Il recherche aussi dans les auteurs de quoi justifier son opinion, mais le passage emprunté à Siegmund Rosenstein ne nous paraît pas aussi concluant qu'il veut bien le dire.

Bien au contraire, ces quelques lignes choisies dans un grand nombre d'autres, nous confirment dans notre manière de voir, car nous n'y trouvons rien qui ressemble à la fièvre uréthro-vésicale, telle qu'elle se présente le plus fréquemment.

Faire intervenir des lésions rénales dans la production des accidents qu'on a décrits sous le nom de *Fièvre uréthro-vésicale*, était un grand pas fait en chirurgie, mais on a dépassé le but en voulant qu'elles en fussent l'unique cause.

Oui, dans certains cas il y a des analogies entre les symptômes de la fièvre urémique et ceux que déterminent les altérations des reins; puisque rien n'empêche que ces altérations entrent en jeu et se manifestent par des signes qui leur soient propres ; mais il existe aussi des signes différentiels qui ne permettent pas de les confondre.

Nous retrouvons dans la thèse de M. Malherbe les principales objections faites à la théorie de la résorption urineuse, et comme c'est le travail le plus récent sur le sujet qui nous occupe, ce sont principalement ces objections que nous aurons en vue.

Nous laisserons de côté toutes celles qui ont trait aux portes d'entrée de l'urine ; nous nous sommes assez longuement étendu sur ce point en parlant de la muqueuse uréthro-vésicale.

1° (L'uréthrotomie et la divulsion qui déchirent bel et bien l'urèthre, donnent lieu, plus rarement que la lithotritie, à de graves accidents fébriles ; les cas d'uréthrotomie dans lesquels le malade a uriné pendant l'incision, ne sont pas plus suivis d'accidents que les autres.)

En admettant que l'uréthrotomie et la divulsion donnent moins souvent lieu à des accès de fièvre que la lithotritie, nous n'en rejetterons point pour cela la résorption de l'urine. Bien au contraire nous y trouverons même une confirmation, car il est certain que la muqueuse vésicale, si peu qu'elle soit excoriée, dénudée de son épithélium, par l'instrument lithotriteur, absorbera avec bien plus de facilité que l'urèthre offrant même une large plaie. Dans le premier cas, en effet, l'urine reste en contact avec la surface absorbante, tandis que dans le second elle la mouille seulement durant la miction.

Ce simple contact suffit cependant quelquefois pour produire des accès de fièvre, et parce qu'il ne les produit pas constamment, ce n'est pas un motif pour rejeter l'absorption. Et, d'ailleurs, il ne suffit pas que les urines

soient absorbées pour produire des accidents, il faut
encore qu'elles soient altérées. MM. Maisonneuve et
Gosselin ont surtout insisté sur ce point et M. Malherbe
ne nous dit pas quel était l'état de l'urine quand il y a eu
absence de fièvre.

2° (On voit des accès de fièvre formidables après des
séances de lithotritie suivies à peine de l'écoulement d'une
goutte de sang.)

Cette remarque ne prouve rien encore ; dans l'observ. 16
on n'a même pas constaté l'écoulement de cette goutte
de sang, et cependant la muqueuse vésicale était parfaitement atteinte et exulcérée. Il n'est pas nécessaire, pour
que l'absorption puisse avoir lieu, que la plaie vésicale soit
bien profonde, il suffit que la muqueuse soit dépourvue de
son épithélium.

Et d'ailleurs quand on fait la lithotritie, la vessie est
habituellement remplie d'eau, on fait des injections après
la séance, et quelques gouttes de sang passent facilement
inaperçues dans cette masse de liquide.

3° (Ces accès se répètent sous l'influence du chatouille-
ment du col vésical par un fragment de calcul, accident
non suivi d'hématurie).

Mais ces fragments de calculs présentent souvent des
bords tranchants, raboteux, et pressés par les contractions
vésicales, ils déchirent la muqueuse ; rien d'étonnant alors
que l'absorption se fasse.

4° (A la suite de la rupture traumatique de l'urèthre, le
malade urine sur la plaie, quelquefois il se forme une
infiltration urineuse et cependant il n'y a pas accès de
fièvre.)

C'est très-vrai et nous rapportons une observation de ce
genre (Obs. 1). Mais les ruptures traumatiques de l'urèthre
se présentent habituellement sur des sujets dont les or-

ganes urinaires étaient antérieurement sains et les urines normales ; on n'observe pas alors d'accès de fièvre. Si, au contraire, les urines sont alcalines, muco-purulentes, la scène change complètement.

Nous sommes aussi d'un avis contraire à celui de M. Malherbe, en ce qui concerne les fistules urinaires qui offriraient, suivant lui, des surfaces absorbantes considérables ; nous pensons que leurs parois épaissies, indurées, présentent toutes les conditions voulues pour ne pas absorber. Lorsqu'elles se forment, elles déterminent parfaitement des accès de fièvre, quand les urines sont fermentées, décomposées ; elles en déterminent encore dans les mêmes conditions, si on incise ou excise leurs parois.

Nous venons de décrire l'intoxication urineuse ; examinons actuellement les lésions rénales dépendantes d'une affection chirurgicale des voies urinaires, et les symptômes qu'elles peuvent produire.

CHAPITRE IV.

Les altérations que présentent les reins, dans les affections chirurgicales des voies urinaires, ont été fort peu étudiées, jusque dans ces derniers temps. On se contentait de l'examen macroscopique de ces organes, et, quand on ne trouvait pas de grosses lésions visibles à l'œil nu, telles que collections purulentes, plus ou moins abondantes, hémorrhagies, concrétions et calculs, on déclarait simplement que les reins étaient décolorés, qu'ils étaient augmentés de volume ou atrophiés, que leur capsule se détachait difficilement et que les bassinets avaient une capacité bien plus grande qu'à l'état normal.

Nous aidant de l'excellente thèse de notre collègue Malherbe et de nos propres observations, d'une clinique de M. Thompson traduite et publiée par M. Curtis dans la *Gazette hebdomadaire* du 7 mars 1873, et enfin d'une leçon de clinique de M. le professeur Béhier, faite ces derniers temps à l'Hôtel-Dieu, nous allons résumer les lésions rénales qu'on peut observer. Nous avons également consulté, avec beaucoup de profit, le travail de M. Parrot sur l'encéphalopathie urémique des nouveau-nés, car la stéatose rénale et les infarctus uratiques que ces enfants présentent se rencontrent aussi chez l'adulte.

Il est bien évident que les affections de la vessie ou de l'urèthre n'excluent nullement la maladie de Bright, mais nous laisserons de côté les lésions rénales de cette maladie; car, si elles existent, ce n'est alors qu'à titre de coïncidence, et non point par des relations de cause à effet. Il faudra cependant en tenir grand compte au point de vue du traitement, car toutes les lésions des reins, de quelque nature qu'elles soient, peuvent, à un moment donné, devenir la source de complications très-graves.

Ce que nous avons dit de la maladie de Bright peut s'appliquer aux kystes et aux tumeurs des reins ; nous les passerons aussi sous silence.

L'affection calculeuse apparaît en première ligne de celles qui peuvent déterminer des altérations rénales.

Les lésions qu'on observe alors varient énormément depuis la simple irritation des bassinets, des calices, des tubes urinifères, jusqu'à la complète destruction de l'organe, qui n'est alors qu'une poche remplie de calculs et de pus. Tel est le cas de l'observation XIV, dont nous avons présenté les pièces à la Société anatomique.

(Ces corps étrangers, dit Thompson, de faible volume, généralement composés d'acide urique, par leur présence dans les tubes urinifères, à leur embouchure ou dans les calices, sont la cause d'altérations du tissu à un degré proportionnel au volume de ces matières et à la durée de leur séjour.)

En même temps que les gros calculs, on trouve quelquefois,dans les parties moins malades,des tubes de Bellini remplis d'une matière complètement opaque, d'un brun noirâtre. Tantôt cette matière semble ne pas obturer complètement la lumière du tube ; d'autres fois, au contraire, elle le remplit au point qu'il est impossible de distinguer son revêtement épithélial, et qu'au lieu d'avoir une forme cylindrique, son calibre est inégal et d'apparence variqueuse. M. Parrot, qui a étudié les mêmes concrétions sur les nouveau-nés, pense qu'elles sont formées par de l'urate de soude, tandis que Virchow et Milne-Edwards admettent que c'est de l'urate d'ammoniaque. Dans le cas qui s'est présenté à notre observation, nous n'avons pu faire examiner les calculs, laissés, ainsi que les reins, entre les mains de M. Houël, qui a dû les placer au musée Dupuytren.

A côté de ces concrétions uratiques, il existe habituellement de la néphrite interstitielle, de la dégénérescence graisseuse, ayant envahi une plus ou moins grande partie de l'organe. Les deux reins peuvent être altérés, mais il en est presque toujours un plus malade que l'autre, c'est le rein gauche.

Une autre catégorie d'altérations rénales renferme celles qui résultent d'affections susceptibles de faire obstacle à l'émission de l'urine. Nous empruntons le passage suivant à Thompson ; il résume si bien ce que nous avons à dire, que nous ne pouvons mieux faire que le citer : « Les principales conditions qui en sont le point de départ sont, en les énumérant dans l'ordre de leur fréquence comme cause, les rétrécissements de l'urèthre, les hypertrophies de la prostate, les calculs volumineux de la vessie et enfin, plus rarement, l'atonie vésicale. Tout rétrécissement de l'urèthre constitue un obstacle au cours de l'urine et à son émission, à un degré proportionnel à l'étroitesse de la coarctation. L'hypertrophie prostatique prononcée est également une cause d'obstruction, quoiqu'à un degré bien moins élevé que les rétrécissements. Les calculs de la vessie ont parfois pour résultat de faire obstacle à l'issue des urines ; mais cela est exceptionnel, et, lorsqu'il en est ainsi, ce résultat dépend de certaines conditions individuelles, telles qu'une situation particulière de la pierre dans la vessie, son volume ou la tendance qu'elle peut avoir à venir se placer sur l'orifice du col vésical. Ce qui est certain, c'est que dans certains cas de calculs anciens, l'autopsie ne révèle, comme résultat de l'obstruction des voies urinaires, que des altérations rénales insignifiantes, tandis que, dans d'autres cas du même genre, ces altérations se trouvent être très-prononcées par leur étendue et par leur degré ; mais jamais, notons le fait, on ne voit survenir ces altérations sans avoir été précédées, pendant longtemps, d'obstacles à l'issue des urines, quel que soit le mécanisme de l'obstruction.

« Les lésions dont je veux parler consistent surtout en la dilatation des voies urinaires dans toute leur étendue, en amont du point où siège l'obstacle. Ainsi, dans les cas de rétrécissement uréthral, nous constatons, à l'autopsie, la dilatation de l'urèthre et de ses canaux excréteurs glandulaires, des hernies de la muqueuse à travers les interstices des faisceaux musculaires de la paroi vésicale, donnant lieu à la formation de vacuoles ou compartiments, la dila-

tation des uretères, des bassinets et même du tissu rénal,
avec atrophie de celui-ci, par compression excentrique ; le
rein arrive alors à n'être plus constitué que par une série
de kystes, de telle sorte qu'autrefois on caractérisait cet
état, au point de vue anatomo-pathologique, d'après cette
apparence kystique. »Mais, avant d'arriver à cette période,
très-avancée, on observe un grand nombre d'autres altérations dues à de la néphrite interstitielle, à de la stéatose
rénale, à des poussées inflammatoires. Dans l'observ. 26,
où les uretères, comprimés par un cancer, ne laissaient
pas écouler l'urine, M. Liouville constate dans les reins
une désintégration granulo-graisseuse, portée quelquefois
très-loin et qui est due à l'étouffement des éléments comprimés. Dans l'observ. 27, due encore à M. Béhier, on
trouve une augmentation de plus du quadruple du calibre
des uretères, du bassinet et des calices, et l'examen
microscopique permet à M. Liouville de distinguer très-
nettement la sclérose déjà avancée dont les reins étaient
atteints. Les deux malades qui font le sujet de ces observations sont morts d'urémie comateuse. Dans l'observation 16, nous avons constaté des hémorrhagies récentes
dans le rein gauche, en même temps qu'une néphrite
interstitielle et une dégénérescence graisseuse avancée.
Le rein droit offrait les mêmes altérations.

Ces deux reins ont été présentés à la Société anatomique.

Dans l'observation XXX qui nous est personnelle, l'autopsie a été faite par notre collègue et ami Marcano, qui a
trouvé des abcès circonscrits sur toute la surface du rein
gauche, et une infiltration purulente occupant surtout la
partie supérieure du parenchyme rénal. Les mêmes altérations atteignent le rein droit.

L'infiltration purulente siége plus spécialement dans la
substance médullaire et dans le bassinet.

Les pièces ont été de même présentées à la Société anatomique.

En résumé, les altérations les plus fréquentes sont celles
de la néphrite interstitielle, de la néphrite suppurée, de la
stéatose rénale ; on trouve des abcès miliaires disséminés
sur toute la surface du rein, ou de véritables collections
purulentes ayant détruit l'organe presque en entier, et
surtout la substance pyramidale. Chez les calculeux, on
rencontre encore des pierres plus ou moins volumineuses,
entourées d'une zone inflammatoire ou suppurée ; les
tubuli sont quelquefois remplis de concrétions, dont la
nature chimique est variable. L'un des deux reins peut
être seul affecté ; le plus habituellement, tous les deux
présentent des lésions. Mais quelle peut être l'influence
de ces lésions, quelle part peuvent-elles prendre à la production de la fièvre urémique, en sont-elles l'unique cause ?
C'est ce que nous aurons à examiner plus tard ; il est
nécessaire de jeter auparavant un coup d'œil sur la fonction rénale et les manifestations qu'entraîne sa suppression.

Les reins sont chargés de former l'urine, qui est une
véritable excrétion dont l'expulsion est nécessaire, puisqu'elle ne peut être employée à d'autres buts. Son rôle est
de débarrasser l'organisme de quelques-uns des derniers
produits d'oxydation des substances azotées, et en même
temps de l'eau qui se trouve en excès et de certains sels.

Les éléments sécréteurs sont les tubes urinifères et les
vaisseaux qui sont en communication avec eux. Chaque
tube se termine dans la substance corticale du rein par
un renflement vésiculaire qui contient un glomérule de
Malpighi.

Le glomérule est un petit amas de vaisseaux produit
par l'enroulement de fines ramifications venant de l'artère
rénale *(vas efferens)* ; le vaisseau formé par cette réunion,

et sortant de la capsule (*vas efferens*), se divise encore une
fois en véritables capillaires qui entourent les canaux urinipares, et vont joindre ensuite les réseaux des veines
rénales.

Comme le sang, dans les glomérules, se trouve sous une
haute pression, en raison de l'obstacle apporté par le
second système capillaire, il doit se produire une filtration
active; l'eau et les parties bien dissoutes dans le liquide
sanguin, telles que sels, urée, passeront dans les canaux
urinipares. Ces canaux seraient chargés, à leur tour, de
reprendre une certaine quantité d'eau à l'urine excrétée et
de la restituer à la circulation générale.

Le rôle du rein serait donc simplement celui d'un filtre
chargé de laisser passer des éléments qui ne doivent pas
rester dans le liquide sanguin. (Picard, Gréhant.)

Pour d'autres physiologistes, les reins ne joueraient
point ce rôle purement passif, et concourraient à la formation d'une certaine quantité d'urée et d'acide urique
par l'oxydation plus complète de la créatine, créatinine.
taurine. (Reclinghausen, Zalesky.)

Quoi qu'il en soit, les reins sont chargés d'excréter :

1° L'urée, dont la moyenne est de 18 à 25 gr. par jour ;
c'est le produit final de l'oxydation des substances azotées;

2° L'acide urique, d'un degré d'oxydation inférieur ;

3° Des substances encore moins oxydées, telles que :
créatine, créatinine, xanthine, etc., etc.;

4° Des principes colorants ;

5° Certaines substances inconnues qu'on nomme matières extractives, par exemple celle qui donne l'odeur.

Puis de l'eau et des sels.

Tous ces produits doivent nécessairement être éliminés,
sous peine de s'accumuler dans l'organisme et de produire
des accidents que nous étudierons plus tard.

Pour que leur élimination, pour que leur filtration se fasse bien, il faut assurément que le filtre soit sain ; si peu qu'il soit altéré, il y a danger d'accumulation des matériaux de l'urine, à moins que les parties saines ou d'autres organes ne viennent à son aide ; c'est précisément ce qui se passe.

Les reins ne sont point les seuls organes chargés d'éliminer les produits cités plus haut ; il en est d'autres qui remplissent le même but et qui, dans certains cas, peuvent les suppléer.

Ainsi, l'urée est, en grande partie, éliminée par l'urine et la sueur.

Dans les cas de diminution ou de suppression de la secrétion rénale, on la voit apparaître dans l'estomac et l'intestin, où elle se transforme en carbonate d'ammoniaque. La digestion est alors bientôt troublée ; on observe de la diarrhée et des vomissements, et la mort s'ensuit très-promptement. (Bernard et Bareswill.)

L'acide urique se retrouve dans la bile et la substance cornée. L'eau évacuée se partage entre la peau, les poumons et les reins ; la surface intestinale en rejette aussi en assez grande quantité, surtout dans les cas de diarrhée. Par un air sec et chaud, l'évacuation par la peau et les poumons prédomine ; si l'air est frais et humide, celle des reins prédomine.

Les sels sont évacués par l'urine et la sueur, et notamment le chlorure de sodium par cette dernière ; les excréments peuvent aussi en entraîner une assez grande quantité.

La peau et la surface intestinale sont donc les auxiliaires les plus puissants de la fonction des reins ; viennent ensuite la surface respiratoire pour certains éléments, et la bile pour d'autres. Rien d'étonnant, par conséquent, à ce que nous puissions observer des symptômes intestinaux

ou pulmonaires quand les reins ne fonctionnent plus ou
fonctionnent mal.

Dans leurs expériences sur les animaux, faites en vue
de rechercher les voies d'élimination de l'urée, après l'ex-
tirpation des reins, MM. Bernard et Bareswill sont arrivés
aux conclusions suivantes :

1° Après l'ablation des reins, les sécrétions gastro-intes-
tinales augmentent considérablement en quantité et, de
plus, elles changent de type, c'est-à-dire qu'au lieu de
rester intermittentes et de ne se former que dans le moment du travail digestif, ces secrétions se produisent,
comme le faisait l'urine, d'une manière continue, aussi
bien pendant le jeûne que pendant la digestion.

2° Indépendamment de cette augmentation dans la
quantité des sécrétions gastriques, il intervient encore, après
l'ablation des reins, dans ces mêmes sécrétions, un élément
chimique de plus, qui est l'ammoniaque, sous forme de
combinaison saline.

3° Cette production de sels ammoniacaux dans le suc
gastrique devient évidente au bout de quelques heures
après la néphrotomie, et, malgré cette modification, le suc
gastrique resté acide n'a pas perdu sensiblement ses
propriétés digestives.

4° Enfin, cette élimination en quantité considérable de
liquides ammoniacaux par l'intestin persiste tant que
l'animal reste vivace. C'est seulement au moment où les
chiens faiblissent et deviennent languissants que les sécrétions intestinales diminuent et se tarissent progressivement
et c'est aussi à cette période que l'urée commence à s'accumuler dans le fluide sanguin.

Examinons maintenant les symptômes présentés par les
chiens mis en expérience : ce sont des nausées, des vomissements, un abattement considérable, de la prostration, la
mort dans le coma ou avec des convulsions épileptiformes.

Et c'est à ce moment que la sécrétion gastro-intestinale ne contenait plus de sels ammoniacaux et qu'on retrouvait de l'urée accumulée dans le sang.

Ces symptômes sont-ils dus à l'accumulation de l'urée seule, ou bien tous les éléments de l'urine ne concourent-ils pas à leur production? Bien des théories ont été proposées, et nous ne pouvons nous y arrêter ; constatons seulement que l'accumulation de l'urée commençant lorsque les sels ammoniacaux cessent de s'éliminer par l'intestin, il paraît légitime d'admettre que les sécrétions intestinales, pendant qu'elles existent, suppléent l'excrétion urinaire, tant par leur abondance que par la nature des produits nouveaux dont elles se chargent.

MM. Bernard et Bareswill ont recherché l'urée seulement, mais il est probable que les autres matériaux de l'urine, acide urique, sels, etc., qui peuvent être éliminés par la surface gastro-intestinale, s'accumulent aussi dans le sang. Quant aux matières azotées, créatine, créatinine, etc., on peut admettre qu'à l'exemple de l'urée, elles subissent, dans les liquides de l'intestin, des phénomènes de fermentation qui les transforment en sels ammoniacaux.

Il existe donc une solidarité importante entre les organes urinaires et l'appareil gastro-intestinal ; quand les premiers sont altérés, voire même enlevés, les sécrétions de l'intestin peuvent les suppléer durant un certain temps. Mais, si elles viennent à se tarir, on constate alors l'accumulation des matériaux de l'urine dans le sang et une série de symptômes qui en sont la conséquence.

Ces données physiologiques sont-elles applicables à l'homme? Parfaitement, et la pathologie nous le démontre, car il est des cas où des lésions anatomiques atteignant les deux reins, mettent l'homme dans les conditions d'un animal néphrotomisé.

Et alors que voit-on apparaître ? Des vomissements, une

diarrhée très-intense, et, quand cette diarrhée disparaît, les
médecins vous disent : prenez garde, donnez un purgatif,
car votre malade est en imminence d'urémie. Et qu'est-ce
que l'urémie? C'est le nom donné au groupe de symptômes
qu'on voit apparaître chez l'homme et les animaux quand
la fonction urinaire est totalement ou à peu près supprimée.
Chez l'homme comme chez les animaux, cette urémie
affecte diverses formes ; elle est comateuse, convulsive,
cholériforme, etc., etc.

Est-il de préférence une lésion du rein qui la détermine ?
Non pas. Que ce soit la maladie de Bright, la néphrite aiguë
ou la néphrite interstitielle, des kystes ou autres altérations, du moment que la fonction des reins est considérablement entravée et que l'appareil gastro-intestinal ne peut
acccourir à son aide, il y a danger d'urémie.

Voilà un fait bien établi par les médecins, bien connu
d'eux. Mais, dans les maladies des voies urinaires, on observe
des lésions des reins et quelquefois des lésions très-étendues occupant ces deux organes. Pourquoi dans ces conditions ne pourrait-il pas se produire des symptômes
d'urémie, comme dans toute désorganisation analogue
due à une autre cause ? Cette question une fois posée
était pour nous résolue, car il suffit d'étudier les symptômes décrits par les auteurs sous le nom d'accès pernicieux pour y retrouver les symptômes de l'urémie
franche, de l'urémie telle qu'on l'observe dans la maladie
de Bright.

Nous allons exposer brièvement l'urémie telle que la
comprennent les auteurs de pathologie interne, montrer
que nos observations et celles qu'on a rapportées sous le
nom d'accès pernicieux, présentent des symptômes urémiques en tout comparables à ceux qui surviennent dans la
maladie de Bright, par exemple, puis chercher à pénétrer

les conditions dans lesquelles un cathétérisme ou toute autre opération sur les voies urinaires, peuvent être le point de départ de ces accidents.

L'urémie peut se définir : une série de symptômes morbides surtout nerveux et digestifs, résultant d'une insuffisance de la fonction urinaire et paraissant liés à une altération consécutive du sang.

Suivant que tel ou tel signe prédomine, on divise l'urémie en comateuse, délirante, dyspnéique ou bien cholériforme ; mais n'oublions pas que les symptômes nerveux et digestifs marchent presque toujours de pair.

Comme dans toute autre maladie, ces divisions admises ne représentent pas des types qu'on rencontre toujours seuls et parfaitement tranchés ; ils peuvent se mêler et se confondre et constituent alors une forme mixte.

Au point de vue de la marche, on peut distinguer deux formes d'urémies : l'urémie aiguë, l'urémie lente.

Cette dernière division que l'observation des symptômes fait admettre, l'étude des altérations des reins et de leur physiologie permettait de la prévoir, et les deux propositions suivantes que nous aurions pu émettre plus haut sont vérifiées par la clinique :

1° Un des reins pourra être complètement altéré si l'autre est resté sain, sans qu'on observe des symptômes d'urémie, parce qu'alors le second suppléera le premier, et sera du reste aidé dans cette fonction par d'autres organes tels que la muqueuse gastro-intestinale et la peau ;

2° Mais que le rein resté normal s'altère à son tour, que les portes de sortie secondaires soient supprimées ou ne suffisent plus, et les symptômes urémiques pourront apparaître.

L'empoisonnement sera lent si les portes de sortie se suppriment peu à peu.

Il sera rapide si elles se suppriment tout d'un coup.

Les symptômes d'urémie pourront se présenter avec des intermittences, suivant qu'elles s'ouvriront ou se fermeront.

L'urémie comateuse est celle qu'on observe le plus fréquemment dans les voies urinaires ; elle peut apparaître après un cathétérisme, une uréthrotomie interne ou toute autre opération. Elle survient habituellement après un ou plusieurs accès de fièvre; d'autres fois elle arrive subitement pendant le jour même ou le lendemain du jour où le cathétérisme a été pratiqué.

Dans ces cas comme dans ceux où il y a accès de fièvre, on observe des symptômes prodromiques constants, ou du moins que j'ai toujours constatés dans les cas qu'il m'a été donné de suivre. Le malade est agité, il est anxieux, s'inquiète beaucoup de son état, devient indifférent pour ceux qui l'entourent ; durant la nuit, il a des cauchemars, se réveille à chaque instant et par soubresauts. L'œil est par moments d'une grande fixité, comme hébété ; la face est contractée, exprime la crainte ; je n'ai pas remarqué de troubles bien nets du côté de la vision.

Une céphalalgie assez pénible, limitée surtout à la région frontale, accompagne habituellement ces prodromes ; le plus souvent continue, elle est quelquefois intermittente et apparaît surtout le soir.

On observe aussi des vomissements que nous décrirons plus longuement à propos de l'urémie lente : ils sont quelquefois incoercibles et ne permettent l'ingestion d'aucun aliment liquide ou solide. Quelquefois de la constipation, le plus habituellement de la diarrhée, accompagnent ces vomissements ; les malades vont 25 et 30 fois à la garde-robe par jour ; aucun médicament ne diminue les selles, je crois actuellement que ce serait du reste un malheur de pouvoir les supprimer.

Les urines sont en moins grande quantité ; dans tous les cas d'urémie, nous avons observé ce phénomène ; elles n'ont pas été pesées, elles n'ont pas été mesurées comparativement à celles que le malade rendait avant l'opération ; c'est donc une question d'appréciation personnelle. Nous croyons pouvoir affirmer la diminution des urines, quand un malade n'urinant pas du matin au soir, sa vessie ne contenait que quelques cuillerées de liquide ; quand une éponge placée au milieu de la plaie, après une opération de taille, était à peine mouillée après un séjour de onze heures.

A la suite des prodromes qui ont duré plus ou moins longtemps, le coma peut survenir tout d'un coup, brusquement ; le malade se trouve alors dans la résolution la plus complète, la respiration est trachéale, stertoreuse, le pouls est plein et très-lent ; les pupilles sont dilatées, quelquefois contractées, les yeux sont convulsés en haut, la face n'exprime aucune souffrance, la sensibilité et la contractilité sont complètement éteintes. La mort survient de deux à cinq ou six heures après le début ; ce sont des cas d'urémie foudroyante qui ont été bien souvent confondus avec une hémorrhagie cérébrale.

Le malade qui fait le sujet de l'observation 28, et que nous avons vu dans le service de M. Demarquay, nous paraît être mort d'urémie foudroyante, bien que l'autopsie, qui n'a pas été complète, ne soit pas venue nous démontrer qu'il n'y avait pas d'hémorrhagie cérébrale.

Le cas suivant est le premier que nous ayons observé à la suite d'une opération sur les voies urinaires ; nos hésitations auprès du malade n'étonneront donc personne. L'étrangeté de ces accidents que nous voyions pour la première fois nous retinrent pendant cinq heures auprès du moribond, et nous avons pu examiner attentivement tous les symptômes.

OBSERVATION XIV (personnelle).

M. P..., âgé de 50 ans, entre à la Maison de santé le 15 avril 1872.

Il y a vingt ans, en se baissant brusquement, ce malade se donna un vigoureux coup au périnée sur l'angle d'une chaise. Il en résulta un abcès qu'un chirurgien ouvrit, et à la suite une fistule urinaire. On diagnostiqua une déchirure de l'urèthre ; une sonde à demeure fit bientôt justice de la fistule, qui se cicatrisa au bout de quelque temps sans laisser de rétrécissement après elle.

Cet état se maintient durant dix-neuf ans, le malade ne songeait plus que par souvenir à sa fistule urinaire, et jamais il ne remarqua que son jet d'urine fût en diminuant d'une façon sensible. Une émission un peu moins énergique et quelques déformations du jet, voilà tout ce qu'il signale.

Il y a quatre mois, après avoir souffert quelques jours, il vit la fistule s'ouvrir de nouveau et donner passage à l'écoulement d'un peu de pus mêlé à de l'urine. Depuis cette époque sa chemise est constamment salie, et comme l'écoulement va toujours en augmentant, il s'est décidé à entrer à la Maison de santé.

La fistule siége au niveau de la racine des bourses ; ses bords sont rétractés et foncés en même temps qu'indurés. L'induration se poursuit en un long cordon qui paraît aboutir au niveau de la portion bulbeuse de l'urèthre.

Le 19. M. Demarquay pratique, à l'aide de l'uréthrotome de Maisonneuve, une incision au niveau de l'ouverture interne de la fistule.

Soir. La sonde a été bouchée par un caillot sanguin ; on la retire et on injecte de l'eau dans la vessie. Ces injections soulagent le malade en désagrégeant les caillots sanguins qui déterminent des contractions vésicales très-douloureuses. Temp. 40. Pouls 100. Agitation très-grande.

Le 20. Le malade a eu un accès de fièvre hier soir et a claqué des dents. La sonde est de nouveau bouchée; M. Demarquay fait, comme la veille, des injections d'eau. Le pouls est plein et fort, le facies naturel; temp. 39 1/2.

Soir. Le malade a mangé un peu, ne se trouve pas trop mal, se plaint de douleurs dans le ventre qui est très-sensible. La sonde fonctionne bien.

Le 21. Assez bonne nuit. Température toujours à 39. Le malade paraît anxieux, un peu surexcité, se plaint de maux de tête; n'a pas d'appétit.

Le 22. Le malade se dit un peu mieux qu'hier. Ventre toujours douloureux et sensible à la pression. Lavement avec laudanum 10 gouttes, cataplasmes laudanisés. La sonde qui fonctionne bien, est laissée en place. Il s'en écoule quelques gouttes de muco-pus. Temp. 38°.

A midi, on vient me chercher en toute hâte, le malade est mourant. L'infirmier l'avait quitté pour déjeuner, et à son retour il le trouve agonisant. L'état du repas qu'on lui avait servi fait reconnaître qu'il a pris du bouillon et mangé 5 ou 6 asperges.

Il était dans la résolution la plus complète, tout à fait insensible; yeux à demi ouverts, pupilles égales et un peu contractées, respiration très-lente et stertoreuse, pouls plein et lent, peau fraîche, face injectée. Comme il asphyxiait, mon premier soin en arrivant est de tirer la langue et de pratiquer la respiration artificielle. Ces manœuvres réussissent à changer la figure qui déjà était cyanosée. La mort, qui était imminente, semble s'éloigner un peu.

Fort embarrassé et dominé par l'expression d'accès pernicieux, dont se servaient les auteurs, j'essayai de faire avaler du sulfate de quinine. Deux heures après, les effets produits étaient nuls, et sitôt que j'abandonnais la langue, elle recouvrait la glotte et le malade asphyxiait. De temps en temps, je suis obligé de pratiquer la respiration artificielle, car les mouvements respiratoires s'arrêtent complètement.

Le pouls était toujours plein et fort, marquait 106 à 110; je pris la température dans l'aisselle, et le thermomètre ne monta qu'à 36°. (Ce chiffre n'attira point mon attention, car je ne connaissais pas alors les observations de M. Bourneville, et d'ailleurs j'étais loin de penser à de l'urémie.)

Ne sachant à quoi attribuer les accidents dont j'étais témoin et ne pouvant admettre une hémorrhagie cérébrale, je pensais que peut-être, par suite d'une de ces susceptibilités incroyables à l'opium, il y avait eu empoisonnement par les lavements et les cataplasmes laudanisés. Je fis prier l'interne en pharmacie de préparer une solution d'atropine et j'injectai deux fois, à dix minutes d'intervalle, 1 milligr. d'atropine; aucun effet ne se produisit.

A six heures et demie du soir, je quittais le malade en recommandant bien de surveiller la langue et la respiration, et de pratiquer de temps en temps, des pressions régulières sur le thorax. Quelques instans après on vint me prévenir que la mort avait eu lieu.

Autopsie. — *Cerveau* complètement sain ; méninges se détachant facilement, ventricules normaux. Substance cérébrale très-peu injectée.

Poumons. Sans adhérences, crépitants, un peu congestionnés.

Cœur. Valvules intactes. Péricarde et endocarde parfaitement sains. Aorte nullement altérée.

Foie. Normal.

Rate. Congestionée, mais ferme encore et ne présentant pas de diffluence. Rien dans l'estomac et les intestins.

Reins. Le rein gauche présente un gros calcul, dur, noir d'aspect, à trois branches qui s'engagent dans la substance pyramidale et l'ont à peu près détruite. Il est entouré d'une couche assez épaisse de pus, touche d'une part au bassinet et de l'autre à la substance corticale. Indépendamment de ce calcul, on en rencontre trois autres de plus petit volume, répandus dans la substance médullaire. La substance corticale est jaune, ramollie ; l'examen microscopique fait par notre ancien collègue d'internat et ami Nepveu, permet de reconnaître une dégénérescence graisseuse.

Le rein droit est très-congestionné, surtout la substance médullaire; on n'y rencontre pas de calculs; néphrite interstitielle et dégénérescence granulo-graisseuse, bien moins avancée que dans le rein gauche.

La vessie est normale, sa muqueuse est un peu boursouflée. On trouve dans l'urèthre la section de l'uréthrotomie, et au niveau de la portion bulbaire une cavité assez spacieuse, de date ancienne, et qui constitue l'ouverture interne de la fistule urinaire.

Nous avons présenté à la Société anatomique les résultats de la nécropsie.

A défaut d'autre explication, les lésions rénales nous firent admettre une attaque d'urémie foudroyante, et nous vîmes en effet que tous les symptômes étaient réunis dans cette observation, qui fut pour nous le point de départ des recherches entreprises sur la pathogénie des accidents décrits sous le nom de fièvre uréthro-vésicale.

Attaque subite, foudroyante au moment où le malade prend són repas.

Résolution complète des membres, sans paralysie limitée.

Lenteur extraordinaire de la respiration qui quelquefois s'arrête complètement. Abaissement marqué de la température : le thermomètre monte à 36°, quand le matin, il était à 38°.

Si nous avions connu alors les travaux de Bourneville, nous aurions laissé le thermomètre dans l'aisselle, afin de constater l'abaissement graduel de la colonne mercurielle.

Les cas d'urémie foudroyante ne sont pas rares, et quelquefois ils ont donné lieu à des soupçons d'empoisonnement, comme le professeur Sée en rapporte un cas, au dire de M. Fournier (De l'urémie, 1863, p. 25).

L'observation suivante a plus d'un rapport avec la nôtre, et l'on a cru à empoisonnement, puisqu'on a administré de l'émétique et des infusions de café.

Observation XV (empruntée à la thèse de Fournier).

Un ouvrier, nommé Price, qui était affecté de diarrhée depuis quelques jours, entre chez un droguiste et achète de la teinture de rhubarbe à laquelle on ajouta quelques gouttes de teinture d'opium. Séance tenante, il prit ce médicament. Au sortir de la pharmacie, il fut pris de vertiges... Il vomit, retourna chez lui et tomba dans un profond sommeil. On lui donna de l'émétique et une forte infusion de café. L'intelligence revint pendant quelque temps ; mais bientôt après il survint une nouvelle léthargie qui résista à tous les excitants, et le malade mourut.

L'autopsie montra des reins complètement atrophiés. L'urine contenait une quantité considérable d'albumine. Dans le cerveau on constata avec certitude la présence de l'urée. Quant à l'estomac, il ne contenait pas trace d'opium.

Le coma ne survient pas toujours aussi brusquement, il met quelquefois deux ou trois heures à s'établir ; il n'est pas aussi complet que dans l'observation 14 ; on peut quelquefois tirer le malade de sa torpeur en le pinçant ou en l'excitant ; on obtient alors de lui quelques paroles, mais il retombe bientôt dans la somnolence et, comme dans le premier cas, la mort ne tarde pas à clore la scène. La mort, en effet, est la terminaison la plus fréquente, mais elle n'arrive pas toujours après la première attaque ; on observe des intermissions pendant lesquelles le malade conserve un état de stupeur et d'hébétude ; il répond mal, paraît absorbé, puis bientôt à cette période d'amélioration temporaire succède une nouvelle attaque, à la suite de laquelle tous les phénomènes précédents s'accroissent (Fournier). Dans d'autres cas enfin, l'attaque de coma ayant été peu prononcée, un mieux relatif peut s'établir et des accidents du même genre ne se représenter que plus tard.

La durée du coma est variable, de quelques heures seulement dans les cas qu'il nous a été donné de voir, il dure souvent plusieurs jours.

Un point important et qui mérite de fixer notre attention, est l'état de la température pendant l'attaque. Les recherches de Bourneville, confirmées par d'autres auteurs, ont mis hors de doute l'abaissement de la température dans l'urémie, et cependant, dans quelques-unes des observations que nous rapportons, le thermomètre marque un degré supérieur à la normale.

La loi de Bourneville est-elle en défaut ou bien nous trompons-nous et ne sont-ce pas des cas d'urémie ? Ni l'un ni l'autre, car n'oublions point que, dans les conditions du problème, si l'urémie tend à abaisser la température, les accès de fièvre de la résorption urineuse tendent à l'élever. Si la résorption urineuse manquait, ou si du moins elle ne déterminait qu'une fièvre légère, l'urémie devrait prendre le pas et abaisser la température, et c'est ce qui est arrivé en effet dans l'observation 14, où le thermomètre marquait 36° à 3 heures de l'après-midi, et probablement était descendu plus bas encore à 6 heures et demie, heure de la mort.

Chez le malade qui fait le sujet de l'observ. 16, le thermomètre marquait 39° au moment des accès de fièvre et n'était plus qu'à 36°1/2 au moment de la mort.

Dans l'observ. 17, la température au moment de la mort était de 38°, bien que les autres symptômes d'urémie fussent manifestes, mais les accès de fièvre avaient été très-violents.

Dans l'observation 30, le petit malade avec des symptômes d'urémie très-nets, tels que diarrhée, vomissements incoercibles, a toujours eu une température supérieure à 38°, mais en même temps, il avait des accès de fièvre, absorbait une urine muco-purulente à laquelle ouvraient la voie des calculs engagés dans le col.

Les autres observations ne nous ont pas présenté un abaissement de température marqué, mais la fièvre concomitante en était la cause, et la preuve c'est que la température était descendue à 34° dans l'observation 27 où il n'y avait pas de fièvre.

Dans un cas dont M. Béhier a parlé à sa clinique, en même temps qu'il rapportait le précédent, l'urémie était fort nette, bien que la température fût élevée, mais l'autopsie vint révéler une inflammation viscérale.

L'observation suivante se termine par de l'urémie type, et ce sont des symptômes d'intoxication urineuse qui ont ouvert la scène.

OBSERVATION XVI (personnelle).

M. X..., âgé de 70 ans, vigneron de la Bourgogne, entre à la Maison de santé, dans le mois de juillet pour être soigné d'un catarrhe de la vessie qui le gêne considérablement. Il est à Paris depuis une huitaine et sans fatigue il a pu visiter les monuments de la capitale.

Urination très-fréquente et douloureuse ; les urines sont muco-

Girard. 7

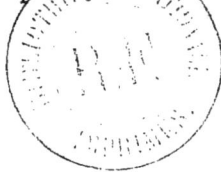

purulentes, épaisses, se déposent au fond du vase et répandent un odeur très-désagréable. L'état général est d'ailleurs bon, le malade mange avec assez d'appétit, se promène toute la journée et, en interrogeant ses antécédents, on ne trouve aucun symptôme qui puisse faire supposer une affection calculeuse.

Deux jours après son entrée, on introduit facilement une sonde n° 18, filière Charrière, qui est laissée à demeure ; les urines qui s'écoulent sont épaisses, purulentes, donnent un précipité filant avec l'ammoniaque. La sonde est supportée difficilement ; durant toute la journée le malade s'est plaint de douleurs très-vives ; les envies d'uriner sont fréquentes, et quand il veut les satisfaire, il ne chasse que quelques gouttes d'urine.

Soir. Tout le corps est couvert de sueurs ; le pouls est fort, marque 100 pulsations ; la température dans l'aisselle est de 39°. Les sueurs ont été précédés d'un frisson qui est survenu vers trois heures de l'après-midi et qui a duré environ une demi-heure. Le malade me supplie d'enlever la sonde, et je cède à ses désirs, tant les contractions de la vessie étaient fréquentes et douloureuses ; mais auparavant, quelques injections d'eau tâchent de bien nettoyer cet organe.

Je prescris 0,75 centigr. sulf. de quinine et une potion de Todd. Les deux jours suivants, M. Demarquay, appelé en province pour une opération, ne put faire sa visite et le malade me resta confié. Le pouls est à 80 ; la température à 37° 5/10 ; assez bonne nuit. Craignant le séjour de la sonde, convaincu qu'elle était la cause de tous les accidents de la veille, je me contentai de pratiquer quelques injections d'eau tiède.

Soir. Je trouve le malade levé ; il vient de manger, n'a pas de fièvre ; nouvelles injections d'eau dans la vessie.

Le même traitement est continué et dans l'après-midi du troisième jour, le malade fait un tour de promenade en ville. Le soir et le matin, la température oscille autour de 37°, 5/10, sans jamais dépasser ce chiffre.

Comme la prostate était volumineuse, qu'elle formait une sorte de barrière uréthro-vésicale et qu'en somme le malade ne pissait pas mieux qu'au moment de son entrée, M. Demarquay place de nouveau une sonde à demeure.

Soir. Accès de fièvre, le frisson a été très-intense, et quand j'observe le malade, le thermomètre marque 39. Les douleurs et les contractions vésicales étaient très-fortes, mais je ne pus enlever la sonde.

Etat général un peu meilleur, bien qu'il y ait une certaine élévation de la température et que le thermomètre marque 38°. On fait quelques injections dans la vessie, et la sonde est laissée à demeure.

Soir. Nouveau frisson, nouvel accès de fièvre, et cependant le thermomètre ne marque que 38°; le malade a du délire et on est obligé de lui donner une garde.

Le délire continue durant toute la nuit; sur le matin, il y a des vomissements, carphologie.

Le malade parait très-hébété, il répond difficilement aux questions qu'on lui pose; il souffre de la tète. On fait des injections d'eau tiède et on retire la sonde. Le pouls est plein, lent; le thermomètre marque 36°, 5/10.

A la visite du soir, coma le plus complet, résolution générale des membres, pupilles dilatées, respiration très-lente. Le malade, me dit la garde, est dans cet état depuis midi et on n'a pu en obtenir la moindre réponse. A huit heures, tout était fini.

Autopsie. Urèthre parfaitement sain.

Prostate très-volumineuse; son lobe médian forme une sorte de valvule. Vessie petite, revenue sur elle-mème: sa surface interne présente une teinte ardoisée, on y rencontre par places des arborisations vasculaires.

La muqueuse est épaissie; se laisse déchirer facilement par la pointe d'une sonde cannelée.

Les uretères sont normaux.

Les reins offrent les altérations les plus intéressantes.

Tous les deux sont atteints de néphrite interstitielle; la couche corticale est très-décolorée; dans le rein droit, elle présente quelques petits abcès; on retrouve aussi ces abcès dans la substance pyramidale, qui est congestionnée.

Dans le rein gauche, on observe des hémorrhagies récentes qui atteignent le volume d'une grosse amande; ces hémorrhagies existent surtout dans la substance pyramidale. L'examen microscopique, dû à notre ami Nepveu, fait reconnaître les lésions de la néphrite interstitielle et une dégénérescence graisseuse des deux organes.

Les bassinets ne sont point dilatés et contiennent un peu d'urine louche; ces pièces ont été présentées à la Société anatomique.

L'autopsie de ce malade a présenté, entre autres curiosités, une transposition complète des organes, sur laquelle nous n'avons point à nous arrêter.

Le cerveau était parfaitement sain, les poumons un peu congestionnés, rien dans les autres organes.

N'est-il pas logique d'admettre que la sonde à demeure irritant la vessie, la forçant à se contracter, a déterminé quelques petites plaies de cet organe qui nous sont démontrées par les arborisations vasculaires qu'on rencontre çà et là?

Ces plaies ont permis l'absorption d'une urine qui, certes, était assez malade pour déterminer une partie des accidents dont nous avons été témoin. Le premier accès de fièvre cesse après l'enlèvement de la sonde, pour ne reparaître que lorsqu'on l'introduit de nouveau.

Et alors que voit-on apparaître? Deux accès de fièvre parfaitement semblables au premier, puis des symptômes urémiques : céphalalgie, coma, dilatation des pupilles, respiration lente et abaissement de la température, malgré la fièvre de la veille.

A l'autopsie, hémorrhagies rénales récentes, considérables, capables de diminuer au moins de moitié la surface sécrétoire de l'urine, et qui nous expliquent très-bien l'urémie de la fin.

A côté de ces altérations, il en est d'autres beaucoup plus anciennes, et voici comment nous comprenons l'urémie dans ce cas et dans ceux où elle se présente après avoir été précédée de plusieurs accès de fièvre.

Les reins fonctionnent mal et ne débarrassent point l'organisme de ses scories ; celles-ci s'accumulent et produisent un empoisonnement lent, qui n'attend pour passer à l'état aigu qu'une accumulation plus grande encore. Plusieurs causes et de nature différente peuvent y concourir :

1º Déjà les voies d'excrétion sont diminuées, les portes

ne suffisent plus ; que quelques-unes encore soient supprimées et l'empoisonnement aigu sera imminent. Une poussée
inflammatoire ou simplement congestive, des hémorrhagies
telles que nous en avons observées, voilà des causes qui
peuvent diminuer encore le champ de l'élimination ;

2° Et d'autre part, à supposer que les voies d'excrétion
restent dans le même état, si les scories sont produites en
plus grande quantité qu'à l'état normal, comme les débou-
chés n'augmentent pas en proportion, il y aura encore
danger d'accumulation.

Or, la fièvre augmente les combustions organiques, et
par cela même les déchets, la fièvre sera donc encore une
cause prédisposante à la production de l'urémie.

Dans les maladies des voies urinaires où les lésions du
rein coexistent avec celles de la vessie et les altérations
de l'urine, un simple cathétérisme, aussi bien qu'une
opération plus grave, peut déterminer des manifestations
urémiques. La résorption de l'urine ouvre la scène par des
accès de fièvre, et consécutivement apparaissent des symptômes dus au lésions rénales. La fièvre s'unit ici au
retentissement provoqué sur les reins par l'opération, et à
eux deux ils déterminent l'urémie.

Dans les deux observations précédentes, nous avons
signalé la résolution complète des membres sans paralysie
limitée. Ce signe très-important existerait constamment
dans l'urémie, au dire d'un grand nombre d'auteurs. Les
professeurs Lasègue et Sée affirment que la paralysie,
quand elle existe, tient toujours à une autre cause qu'à
l'urémie. On a cependant rapporté des cas de paralysie avec
urémie, mais ces cas sont exceptionnels et confirment la
règle.

On a dû remarquer aussi que, dans l'observation 16, la
respiration n'était pas stertoreuse. Cette absence de stertor
serait d'un grand intérêt au point de vue séméiologique ;

mais, signalée par Addison, Wilks, etc., au dire de Fournier, elle a été contestée par d'autres auteurs.

Dans le cas suivant, la respiration était stertoreuse et absolument analogue à celle de l'hémorrhagie céré-brale.

Observation XVII (personnelle).

N° 8. Maison de santé.

Résumé. — C. Augustin, 65 ans. Bien portant. Calculs vésicaux, urines à dépôt muqueux. Vessie très-irritable. Première séance de lithotritie sans accidents ; élévation de la température et léger accès de fièvre. Les urines deviennent plus chargées, muco-purulentes. Seconde séance ; contractions tellement énergiques sur le lithotri-teur, que la muqueuse est saisie ; arrachement d'un lambeau de 1 centimètre de diamètre.

Accès de fièvre très-violents, le thermomètre monta à 40°. Trois ou quatre accès de fièvre, puis mort dans le coma qui dure 4 heures, après avoir été précédé de délire.

Le thermomètre marquait 38°.

L'urémie comateuse paraît être la plus fréquente, mais aussi bien que dans la maladie de Bright, on rencontre aussi d'autres formes, que nous n'avons pu observer. Nous en citerons quelques cas types empruntés aux auteurs de chirurgie.

Forme convulsive. Par ordre de fréquence, la deuxième forme décrite par les médecins est l'urémie convulsive ; elle doit être très-rare dans les affections chirurgicales des voies urinaires, car nous n'avons pu retrouver que l'obser-vation suivante due à Velpeau, qui paraisse rentrer dans cette catégorie de faits. Encore pourrait-on faire beaucoup d'objections.

Observation XVIII (Thèse de Perdrigeon, 1853).

Il y a deux ou trois ans, dit M. Velpeau, un imprimeur bien por-tant et seulement atteint d'un léger rétrécissement de l'urèthre, entre dans cet hôpital. A ma première visite, dès son entrée, je lui passai sans difficulté une bougie fine dans le canal. Le soir même, il fut saisi d'un violent frisson, le lendemain des symptômes tétaniques se manifestèrent et il mourut dans la soirée, vingt-quatre heures après le développement des premiers symptômes.

On ne constate rien à l'autopsie.

La forme convulsive se rencontre d'ailleurs, avant tout, dans l'infection puerpérale, dans la scarlatine, puis dans la maladie de Bright aiguë, et en dernier lieu dans la maladie de Bright chronique. Les lésions rapides envahissant du coup l'étendue des deux reins paraissent prédisposer beaucoup à la forme convulsive, et ce n'est pas le cas habituel des affections chirurgicales des voies urinaires.

Les convulsions peuvent affecter plusieurs types, être cloniques ou toniques; elles ressemblent plus ou moins à l'épilepsie, quelquefois c'est de l'éclampsie pure, telle qu'on la décrit dans les livres d'accouchements. Les convulsions occupent tout le système musculaire et quelquefois une seule moitié du corps; il serait rare, d'après MM. Sée et Lassègue (Thèse de Fournier), d'observer des convulsions isolées, par exemple des convulsions de la face.

La terminaison de l'accès convulsif a lieu dans le coma qui entraîne plus ou moins rapidement la mort.

Dans cette forme convulsive et à côté des convulsions toniques, on pourrait ranger le cas suivant, étudié dans le service de M. Demarquay par notre collègue Marcano, qui nous a transmis l'observation. Il a constaté que tout le côté droit était contracturé et insensible.

OBSERVATION XIX (due à M. Marcano, interne des hôpitaux).

M. G..., âgé de 52 ans, marchand de grains, entre à la Maison de santé, le 14 janvier 1873.

Ce malade est entré pour un phlegmon du pied gauche, situé sur la face dorsale et vers le bord externe. Ce phlegmon, de la grosseur d'un œuf, s'est présenté sans cause connue; très-rouge, mais sans fluctuation bien établie.

Le malade un peu faible n'a pas contracté de maladie antérieure, il est alcoolique.

18 janvier. La suppuration étant évidente, on ouvre l'abcès. Cataplasmes.

Le 20. Tout va bien, mais il se plaint de ne pouvoir uriner. On évacue l'urine, et l'exploration ne fait rien découvrir dans les voies urinaires.

Soir. Nouveau cathétérisme. La nuit, il fait venir l'interne de garde qui trouve la vessie remplie d'urine. Cathétérisme.

Le 21. On le sonde dès ce jour deux fois ; on lui injecte de l'eau froide dans la vessie et on électrise le périnée. Toniques, douches froides.

Le 28. Le malade est très-cachectique, amaigrissement considérable. La sonde revient chargée de pus et de quelques gouttes de sang. Urines très fétides. On supprime l'électricité ; diarrhée.

Dans la matinée, au moment de la visite, on trouve le malade sans connaissance ; les yeux fermés, immobiles ; respiration bruyante. Le côté droit est contracturé, mais pas de paralysie ni aux membres, ni à la face. La diarrhée avait continué jusqu'à ce jour. Pas de vomissements.

Mort à six heures du soir.

Autopsie. Un peu de liquide sous-arachnoïdien. Le reste est sain.

Poumons. Un peu congestionnés.

Tous les autres viscères sont sains.

Rein droit. Sain.

Rein gauche. Très-congestionné. Présente à sa partie supérieure un abcès rempli de pus.

Vessie. Très-injectée ; pas de pus.

Foie. Enorme, 17 centimètres de longueur.

A la coupe, le couteau se charge de graisse.

Au microscope, on voit le couteau chargé de graisse. Les acini le sont aussi, mais seulement par places.

Congestion des vaisseaux. Pas de cirrhose.

Les autres phénomènes de l'urémie, assez importants pour former à eux seuls une variété, sont la dyspnée et le délire. Enfin les vomissements et la diarrhée peuvent acquérir une intensité telle, qu'ils constituent alors la forme cholérique.

Toutes ces formes sont rares; mais on les rencontre cependant dans les affections chirurgicales des voies urinaires, aussi bien que dans la maladie de Bright.

La forme dysméique se manifeste par une gêne considérable de la respiration débutant tout à coup, sans que des lésions pulmonaires puissent l'expliquer. La mort survient durant l'accès de suffocation, ou bien elle est suivie d'une période comateuse qui termine alors la scène.

Dans l'observation 27, due à M. le professeur Béhier, le malade est dans le décubitus dorsal, avec une grande dyspnée, une agitation extrême; la température baisse de plus en plus, marque 35° et 34° dans l'aisselle; elle baisse encore après la mort, qui survient sans coma, et la température rectale est de 34°.

M. Béhier attribue à l'hypertrophie de la prostate gênant la miction et aux altérations rénales consécutives les symptômes d'urémie observés.

Dans l'observation 26, due encore à M. le professeur Béhier, on note de la dyspnée et de l'agitation, puis survient le coma et la mort. Ces symptômes urémiques étaient dus à une compression des uretères par un noyau cancéreux.

Dans l'observation que nous empruntons à un mémoire de Civiale sur l'uréthrotomie, on voit qu'après un violent frisson, au moment de la période de chaleur, un accès subit de suffocation emporte le malade.

La forme délirante est rare dans la maladie de Bright; le délire est habituellement doux et tranquille et se termine par le coma. C'est ce qui s'est présenté dans l'observation 17 où le malade a déliré pendant deux heures, avant d'arriver à la période comateuse qui a déterminé la mort.

Dans la forme cholérique, les vomissements débutent subitement; les matières sont d'abord alimentaires et abondantes, puis elles deviennent liquides, amères et sont rendues en plus petite quantité. Ces vomissements sont incoercibles; ils affaiblissent considérablement l'organisme, les yeux deviennent caves, la face tirée, le pouls petit et filant, et la mort survient plus ou moins rapidement. « Un signe spécifique qui, pour certains auteurs, caractériserait le vomissement urémique, serait la nature des matières rejetées. Presque toujours, dit Frerichs, la matière vomie est alcaline et l'on y rencontre par l'analyse une substance spéciale, le carbonate d'ammoniaque. Quelquefois les matières sont acides, mais alors il suffit d'y ajouter de la potasse pour que l'ammoniaque se dégage. Habituellement accompagnés de diarrhée, ces vomissements peuvent aussi se présenter tout seuls; en voici un exemple emprunté à Dance (*Arch. gén. de méd.*, t. XXIX, p. 149).

Observation XX.

Double pyélite chez une femme; hématurie au début; plus tard, urines purulentes; vomissements. Mort.

Une jeune fille, âgée de 23 ans, fut admise à l'Hôtel-Dieu le 12 janvier 1824. Elle disait avoir éprouvé, il y a deux ans et demi, une longue maladie qui avait débuté par un pissement de sang accompagné de douleurs fixes et continues dans la région des reins. Peu à peu les urines étaient devenues troubles, épaisses et enfin blanchâtres et purulentes. Elle les rendait fréquemment et en petite quantité. Au bout de dix-huit mois et après l'application d'un grand nombre de sangsues à la région des reins, la malade parut se rétablir; toutefois, les urines ne cessèrent de fournir un sédiment puriforme, sans mélange de graviers ni de calculs. Enfin, il y a trois semaines, les règles ayant été supprimées brusquement par l'impression du froid, la malade est dans l'état que voici : face altérée, yeux caves, urines blanchâtres rendues avec peine et en petite quantité; soif, envies de vomir.

Le quatrième jour, des vomissements verdâtres, abondants, surviennent tout à coup, le pouls devient petit et faible, les urines fournissent un dépôt entièrement purulent.

Le cinquième jour, les vomissements continuent; le pouls s'efface, les membres se refroidissent et la mort arrive le sixième jour au matin.

Autopsie. — Les organes céphaliques et pectoraux, ainsi que les viscères digestifs sont exempts de toute altération.

Les reins étaient farcis de calculs, entourés de pus et enchâssés dans des espaces de loges.

La vessie était petite et racornie, sa membrane muqueuse épaissie et d'un rouge-brun, uniforme. Elle contenait une verrée environ d'une matière épaissie, purulente ; point de calcul.

La diarrhée comme les vomissements peut aussi quelquefois être assez abondante pour entraîner rapidement la mort. Dans ces cas, on trouverait, dit-on, du carbonate d'ammoniaque dans les selles.

Outre la diarrhée, on a observé quelquefois des phénomènes pseudo-dysentériques ; les matières rejetées contiennent du sang et des détritus gangréneux, et à l'autopsie, Treitz a constaté des eschares et des gangrènes partielles.

L'observation suivante est empruntée à Philipps.

Observation XXI.

Maladie ancienne de la vessie. Calcul. Catarrhe de la vessie. Accès fébrile choréiforme.

M. H..., âgé de 72 ans, d'une constitution affaiblie, souffrait depuis plusieurs années d'une difficulté d'uriner et de douleurs dans les reins. Philipps le sonde, trouve une pierre, et avant de rien tenter pour l'enlever, il croit utile d'améliorer l'état de la vessie par des injections d'eau tiède. Après six semaines de ce traitement, les urines deviennent claires, sans mucosités, et il fut possible de pratiquer la lithotritie.

Pendant le mois qui suivit l'opération, la santé devint bonne et tout faisait espérer une guérison entière, lorsque les douleurs de reins devinrent de nouveau et subitement très-vives. Le lendemain de cette réapparition, le malade fut pris d'un violent frisson ; à quatre heures du soir, il y eut des vomissements et une diarrhée abondante, qu'il ne fut pas possible d'arrêter. La période de chaeur ne revint pas, malgré les frictions et les révulsifs les plus actifs, et la malade mourut à cinq heures du matin. (Philipps, *Maladies des voies urinaires*, page 635.)

Les conclusions tirées du chapitre précédent peuvent être présentées comme objections aux partisans de la résorption urineuse.

1° Ces accidents ressemblent de tous points à ceux qu'on a décrits sous le nom d'urémie, dans la maladie de Bright.

2° Quand ils se présentent, on observe toujours des lésions rénales analogues à celles qui déterminent l'urémie, dans d'autres affections du rein.

3° Donc, ces accès dits pernicieux, sont des phénomènes d'urémie et non point de résorption urineuse.

CHAPITRE VI.

Nos données sur la résorption de l'urine, les altérations rénales et leur mode d'intervention dans la production des accidents aigus qui se présentent quelquefois durant les maladies des voies urinaires, fournissent-elles quelques indications pour le traitement?

Voici les principales :

1° Autant que possible modifier l'état des urines, puisqu'elles ne déterminent des accidents qu'autant qu'elles sont décomposées, ammoniacales.

2° Modifier aussi la surface vésicale. Eviter le contact ou le séjour d'instruments ou de corps durs sur lesquels la muqueuse de la vessie peut s'excorier, se déchirer, tant que les urines seront très-altérées.

3° Surveiller l'état des reins, et quand on aura sujet de craindre quelques lésions, chercher par tous les moyens possibles à éviter une congestion, puisque c'est elle qui est le véritable danger après une opération, en diminuant subitement le champ sécrétoire de l'urine.

Ces indications sont surtout utiles dans le traitement de la pierre, car c'est alors qu'on observe les lésions les plus avancées de la vessie et des reins, en même temps qu'on pratique les opérations les plus importantes.

Aujourd'hui que tous les lithotriteurs possibles ont été abandonnés, il ne reste plus au chirurgien que deux moyens pour faire disparaître les calculs, la taille et la lithotritie. Et l'une ou l'autre de ces deux opérations doit être pratiquée le plus tôt possible, sitôt qu'on aura reconnu la présence de la pierre, à moins de contre-indications formelles que nous aurons à examiner. Plus on perdra de temps, en effet, plus les calculs et les lésions qu'ils déterminent pourront faire de ravages, et quand on songera à un traitement actif, il sera quelquefois trop tard.

Les calculs vésicaux ne constituent pas d'ailleurs une affection que l'on puisse abandonner à elle-même; si, avec un traitement bien dirigé, il est possible de retarder les lésions qu'ils déterminent et qui sont alors le vrai danger de la maladie, il n'en est pas moins vrai que ces lésions arrivent toujours tôt ou tard et que la mort est inévitable, à échéance plus ou moins prompte. De ce que tel ou tel sujet a pu conserver pendant deux ou trois ans et quelquefois davantage une pierre dans la vessie, sans qu'elle donne lieu à des troubles bien graves, ce n'est pas une raison pour espérer que les choses se passeront toujours ainsi, et nous considérons comme coupable le médecin qui, ayant reconnu un calcul, conseillera l'attente à son malade.

Etant donné un calcul, comment faudra-t-il le détruire ? Nous n'en sommes plus à l'époque où le parallèle de la lithotritie et de la taille passionnait les esprits. Le broiement de la pierre, qui est une conquête toute française de la chirurgie, a [fait ses preuves, et nul aujourd'hui qui ne préfère la lithotritie à la taille. Mais il est des cas cependant où il est préférable de pratiquer la taille qui offre alors plus d'avantages. Voyons quelles sont les contre-indications de la lithotritie.

Introduire un instrument dans la vessie, saisir la pierre, la broyer en fragments assez petits pour qu'ils puissent franchir le canal de l'urèthre, tel est le but que le chirurgien se propose en pratiquant la lithotritie.

Pour introduire le litholabe qui est forcément d'un assez gros calibre, il faut que l'urèthre présente son diamètre normal. Les rétrécissements seraient donc une contre-indication formelle de la lithotritie, si dans certains cas, on n'avait la ressource de les dilater avant de s'attaquer à la pierre.

Lorsque l'opération sera jugée nécessaire et immédiate, on pourra pratiquer l'uréthrotomie interne, ensuite la lithotritie. Nous pensons que, dans ces circonstances, la taille serait préférable.

Il n'est pas toujours facile de saisir la pierre, quand le litholabe est introduit. Ou bien elle est enkystée, ou bien la sensibilité de la vessie est telle que les manœuvres de l'instrument exposent à pincer la muqueuse.

Dans le cas d'enkystement, on sera obligé de recourir à la taille, s'il est impossible d'extraire la pierre de sa loge, ce qu'on essaiera à l'aide de sondes en argent, à courbures plus ou moins prononcées. La taille, en permettant de se servir de tenettes à branches assez longues et de la curette droite, facilitera presque toujours le déplacement du calcul, bien que quelquefois on éprouve alors même d'assez grandes difficultés.

Quant à la sensibilité de la vessie, on peut grandement l'affaiblir, si ce n'est la faire disparaître en entier, en pratiquant des injections d'eau qu'on ordonnera au malade

de garder le plus longtemps possible. Ces injections, répétées deux fois par jour, et chaque fois un peu plus abondantes, finissent par habituer la vessie à contenir assez de
liquide pour faciliter les manœuvres. Il est certains cols
cependant qui sont tellement sensibles, qu'on ne peut
arriver à ce résultat, et comme dans ces cas les indications
d'enlever la pierre sont habituellement pressantes, il faut
avoir recours à la taille.

Les fongosités vésicales qui sont heureusement assez
rares sont aussi des contre-indications à la lithotritie, pour
peu qu'elles soient volumineuses ; car il est bien difficile
de les éviter, de ne pas les pincer entre les mors d'un
instrument. Outre les portes d'entrée qu'elles offrent alors
à l'urine, elles déterminent quelquefois des hémorrhagies
excessivement graves; le sang tombe dans la vessie, se
prend en caillots, que des contractions vésicales énergiques
et très-douloureuses cherchent en vain à chasser. Il n'est
pas toujours facile de désagréger les caillots à l'aide d'injections, ils mettent un temps souvent assez long avant
d'être éliminés, et déterminent une cystite assez intense et
des symptômes généraux graves.

Au n° 17, j'ai observé un jeune homme entré à la Maison
de santé pour une gêne dans la miction qui se supprimait
quelquefois tout à coup. M. Demarquay essaya un cathétérisme, avec la douceur qu'il y met habituellement, et
cependant il y eut une hémorrhagie abondante qui remplit
la vessie de caillots. Ce malade avait des fongosités du col;
la vessie se contractait énergiquement et causait des douleurs atroces. Un mois au moins fut nécessaire au rétablissement de la santé. La taille serait préférable dans ces
conditions; car, s'il survenait une hémorrhagie, au moins
pourrait-on plus facilement désagréger et chasser les caillots
sanguins.

En admettant qu'on puisse facilement saisir et broyer

la pierre, il est encore des contre-indications à l'emploi de la lithotritie. Ce sont des barrières uréthro-vésicales et l'hypertrophie de la prostate. Dans ces conditions, les fragments de calculs sont retenus dans le bas-fond de la vessie et peuvent servir de noyau à de nouvelles concrétions ; dans tous les cas, ils sont très-difficilement éliminés, et l'opération n'aura pourvu à rien.

L'hypertrophie de la prostate ne sera une contre-indication que dans les cas d'augmention considérable du volume de cet organe, alors que le cul-de-sac a acquis une capacité considérable. On a conseillé d'inciser les barrières uréthro-vésicales, la prostate, et de pratiquer ensuite la lithotritie ; il n'est pas bien démontré que ces incisions agrandissent le diamètre du canal, et nous préférerions encore l'opération de la taille.

Mais une contre-indication formelle à la lithotritie est la présence d'urines altérées, muco-purulentes, alcalines par fermentation ammoniacale ; nous avons vu quels accidents sérieux peuvent produire la résorption de cette urine, et combien cette résorption est facilitée par l'état de la muqueuse.

Le simple contact de l'instrument peut suffire dans ces cas pour amener la chute de l'épithélium qui est si profondément atteint, et, quelque habile que soit l'opérateur, il est bien obligé de repousser la paroi vésicale pour ouvrir son instrument. J'admets, comme on le voit, les circonstances les plus favorables : un chirurgien très-habile, une vessie qui ne se contractera pas intempestivement ; mais il n'en est pas toujours ainsi, et, quelque confiance qu'on ait en soi-même, il faut se mettre en garde contre ces accidents, et si on ne peut éviter d'ouvrir une porte d'entrée, rendre au moins inoffensif le liquide qui y passera.

Quand la vessie sera très-sensible, le danger sera plus grand encore, parce qu'elle se contractera sur les frag-

ments, les chassera dans le col qu'ils ne pourront franchir
s'ils sont un peu volumineux ; ils déchireront alors la muqueuse et donneront lieu à des accès de fièvre, et à tous les
symptômes de l'intoxication urineuse. Mais, ce n'est pas
tout; en même temps qu'ils exulcèrent la muqueuse, ils déterminent un ténesme vésical insupportable et des douleurs
atroces qui retentissent sur les reins, en y déterminant
des congestions intenses et en accélérant l'inflammation,
si déjà elle existe. Alors peuvent apparaître des manifestations urémiques qui, se mêlant à celles de la résorption
de l urine, composent un groupe symptomatologique qui
peut entraîner la mort. Nous avons déjà signalé dans les
observations (6) des accès de fièvre succédant à l'arrêt,
à l'engagement de calculs dans le col de la vessie ou le
canal de l'urèthre. Dans l'observation (30), en même temps
que la résorption de l'urine, entre en jeu l'affection rénale
qui détermine des symptômes particuliers, nerveux et
digestifs.

Quand, laissant de côté la lithotritie, on se décidera à
pratiquer la taille, quel est le procédé qu'il faudra
employer? Il variera un peu, suivant les circonstances, et
c'est ce que nous allons examiner. Le savoir et la vaste
expérience de M. Demarquay, notre chef de service, ont
puissamment contribué à établir notre jugement sur ces
questions de pratique chirurgicale, et nous croyons devoir
nous en féliciter.

On peut pénétrer dans la vessie au-dessus du pubis ou
par le périnée. La première de ces méthodes constitue la
taille hypogastrique qui est à peu près complètement
abandonné aujoud'hui, bien que dans quelques cas, elle
puisse cependant rendre des services. Les procédés de taille
par le périnée ont été multipliés à l'infini ; le peu de pré-
cision dans les connaissances anatomiques de la région
sur laquelle on était obligé d'opérer, le manque de points

Girard. 8

de repère, la peur d'intéresser tantôt le rectum, tantôt le bulbe faisaient hésiter le chirurgien, dans le choix de tel ou tel mode opératoire.

La taille périnéale peut être faite :

1º Sur la ligne médiane :

    1º par le petit appareil ou méthode des Celse ;

    2º par le grand appareil ou méthode des Collot ;

    3º par la taille médiane proprement dite.

2º Taille latérale ;

3º Taille bilatérale ;

4º Taille prérectale.

De tous ces procédés, que nous n'avons pas l'intention de décrire, on n'a guère conservé aujourd'hui que :

1º La taille médiane avec des incisions uni ou bilatérales du col de la vessie.

2º La taille prérectale avec des incisions uni ou bilatérales ;

3º Enfin la lithotritie périnéale qui n'est autre qu'une taille médiane avec la dilatation, au lieu de l'incision du col vésical.

M. Demarquay trouve préférable dans certains cas d'associer la dilatation du col à la taille prérectale, car alors le périnée résiste moins à la sortie de calculs qui suivent d'ailleurs une voie plus directe que dans la taille médiane.

Les taillés peuvent mourir :

1º d'hémorrhagie ; 2º d'infection purulente ; 3º de résorption urineuse ; 4º d'urémie.

Citons comme causes secondaires le phlegmon péri-vésical, la péritonite, etc.

Le bulbe, les artères honteuses internes, les transverses du périnée, la section de la portion prostatique de l'urèthre et du col de la vessie exposent à des hémorrhagies assez sérieuses quelquefois pour déterminer la mort, en affaiblissant le malheureux opéré.

D'autre part, les plexus prostatiques, le renflement bulbaire, tissus excessivement riches en vaisseaux veineux qui
restent béants après la section, prédisposent énormément
à la résorption du pus et à l'infection purulente. Rien
n'empêche aussi qu'ils absorbent l'urine et déterminent
les accès de fièvre de la résorption urineuse.

Chercher à éviter toutes ces causes de mort fut la préoccupation constante des chirurgiens, et l'on peut dire qu'ils
ont réussi à modifier le manuel opératoire de façon à
compter sur le plus de chances possibles de succès.

Quelle différence entre la lithotritie périnéale et la taille
de Celse, ressuscitée par Guy de Chauliac dans la moitié
du xive siècle. Les précautions à prendre n'étaient pas considérables : on introduit les deux doigts, l'index et le mé-
dius dans le rectum, on cherche la pierre qu'on amène
vers le col de la vessie, et en pressant d'arrière en avant,
on la fait saillir au côté gauche du périnée, puis on coupe
toutes les parties qui la recouvrent. Ce procédé sommaire
qui, non-seulement intéressait la prostate, le col de la
vessie, mais souvent encore le bas-fonds de cet organe,
outre les lésions du bulbe qu'on ne cherchait point à éviter
fut cependant le seul employé jusqu'à la fin du xvie siècle,
où fut connue la méthode des Collot. Cette méthode a plus
d'un rapport avec la lithotritie périnéale; la dilatation du
col vésical est constamment pratiquée au lieu de la section.
Voici la description, suivant Boyer, de la taille des Collot.
On incise la peau du périnée sur le côté gauche du raphé,
et parallèlement à cette ligne, depuis le dessous des bourses
jusqu'à un travers de doigt de l'anus; on fend l'urèthre
dans une étendue proportionnée à celle de l'incision des
téguments ; on dilate le reste de ce canal et le col de la
vessie avec divers instruments pour porter une tenette
dans ce viscère; on charge la pierre et on l'extrait. Laurent
Collot avait appris ce procédé par Octavien da Villa, élève

de Mariano Santo, lequel le tenait de Giovanni de Romani, médecin de Crémone.

Quand les rapports du rectum, de la portion prostato-membraneuse de l'urèthre, du bulbe furent mieux connus, quand les procédés de taille consistant à pénétrer dans la vessie ailleurs que par l'urèthre, eurent été rejetés, la préoccupation de tous les chirurgiens fut de rechercher les plus grands diamètres qu'on pouvait donner à l'incision de la prostate.

Leur crainte, alors, était de ne point retirer le calcul en entier, de le briser dans la vessie et de s'exposer à y laisser des fragments qui formeraient les noyaux de nouvelles concrétions.

Dupuytren, dans son mémoire, terminé par Sanson et Breschet, étudie les différents diamètres de la prostate, l'ouverture qu'on peut obtenir en incisant directement en haut, en bas, latéralement et conclut en préconisant sa méthode de taille bilatérale qui constitue certainement un immense progrès sur les méthodes employées antérieurement.

La lithotritie, en démontrant qu'on pouvait facilement briser des calculs dans la vessie, que les fragments étaient éliminés, qu'ils n'étaient point aussi fréquemment causes de récidives qu'on aurait pu le croire, fit songer de nouveau à réduire les calculs volumineux. De plus, l'étude si bien faite par Denonvilliers des aponévroses prostatiques, la connaissance des riches plexus veineux qui entourent la prostate, leurs relations avec l'infection purulente qui tue si souvent et qui commençait à être mieux connue, firent redouter les incisions trop étendues. Enfin les cas malheureux imputables à la déchirure, à la contusion du tissu prostatique par les éraillures d'un calcul volumineux, l'ébranlement communiqué par les tractions vigoureuses qu'on était obligé de pratiquer, ébranlement qui détruisait les adhérences celluleuses de la vessie et déterminait trop souvent soit une péritonite, soit un phlegmon périvésical, furent de nouveaux arguments en faveur du broiement de la pierre.

Le broiement étant admis, les larges incisions n'étaient plus nécessaires, on chercha les diamètres qu'on pouvait donner au lithotome pour ne point intéresser les plexus prostatiques et en fin de compte on en revint à préconiser la dilatation de Giovanni de Romani, de Mariano Santo et des Collot.

On peut trouver la dilatation dans le procédé des Collot, l'idée de briser la pierre un peu partout ; mais en fait, l'honneur d'avoir préconisé, pratiqué et fait prendre rang dans la science à cette méthode, appartient à M. Dolbeau, qui lui a donné le nom de lithotritie périnéale.

M. Bouisson, de Montpellier, avait conseillé antérieurement, dans le cas de fistules urinaires périnéales coïncidant avec des calculs, de dilater le trajet fistuleux et d'aller broyer la pierre ; c'était là un avant-coureur de la méthode de M. Dolbeau.

Ne pas intéresser le bulbe, ne pas couper la prostate, ne pas la déchirer et la contondre avec de gros calculs, couper le moins possible de tissus vivants, tels sont les inconvénients que la lithotritie périnéale permet d'éviter, et ce mode opératoire devrait toujours être employé, s'il n'y avait quelquefois des contre-indications.

C'est surtout chez les enfants que la lithotritie périnéale présente tous ses avantages, car la dilatation de la portion prostatique et du col vésical est très-facile, à raison du petit volume de la prostate et de l'extensibilité des tissus. On sait, d'ailleurs, que pour les enfants, la taille est généralement préférée à raison de plusieurs motifs qui tiennent les uns aux inconvénients de la lithotritie, et les autres à la gravité de la taille, bien moins grande que chez l'adulte.

L'urèthre étant fort étroit, on ne peut se servir que d'un petit instrument dont l'action faible ne permet que de procéder avec lenteur à la destruction de la pierre, encore faut-il que celle-ci soit peu dure.

Les petits malades sont habituellement indociles, on les maintient difficilement durant les manœuvres ; un mouvement brusque expose à des accidents ; on ne peut d'ailleurs songer à employer le chloroforme à chaque nouvelle séance.

Quand la pierre est brisée, des fragments relativement volumineux peuvent s'engager dans l'urèthre et déterminer des douleurs atroces qui, retentissant sur les reins, occasionnent des accidents graves, si ces derniers sont déjà malades (obs. 30).

L'engagement des calculs dans la portion prostatique est favorisé par la contractilité vigoureuse et complète de la vessie, par la dilatabilité très-grande du col, à raison de l'absence de la prostate, et enfin par la disposition de ce col qui, n'étant point situé au-dessus du bas-fond de la vessie, laisse facilement arriver jusqu'à lui les fragments de calculs.

Enfin M. Giraldès insiste aussi sur la fréquence de la péritonite chez les enfants ; cette disposition morbide tiendrait, suivant lui, aux connexions du péritoine avec la vessie (Bourneville et Bourgeois, 1869).

La lithotritie pourra cependant être pratiquée dans les cas où la vessie et l'urèthre ne seraient pas trop irritables et le calcul peu volumineux.

Les accidents de la taille chez les enfants sont absolument les mêmes que chez l'adulte, mais ils sont moins fréquents à raison du peu de développement des réseaux veineux de la prostate et du col vésical, de l'état des reins, de la vessie et des urines, qui se conservent habituellement sains, malgré de longues épreuves. Cette résistance de la vessie

et des reins à se laisser influencer par la pierre a été signalée par tous les auteurs. « La vie jouit de sa pleine et entière
activité, et la nature dispose de ressources immenses :
aussi la réparation des désordres produits par la taille
exige-t-elle fort peu de temps. D'ailleurs on a beaucoup
moins à redouter les lésions organiques antérieures à la
pierre, qui plus tard exercent une si grande influence sur
les résultats de l'opération. (Civiale, parallèle des différents
moyens de traiter les calculeux, p. 310.)

Absolument comme chez l'adulte, tous les procédés de
taille peuvent être employés, mais la taille médiane doit
être faite avec beaucoup de précautions dans la crainte de
blesser le rectum, par suite de l'absence de prostate.

Pour M. Giraldès, la taille latéralisée donne une ouverture tout aussi grande que celle fournie par la taille bilatérale.

Dans le cas suivant, on a pratiqué la taille médiane avec
dilatation du col vésical et de la portion prostatique de
l'urèthre, et l'opération s'est faite avec tant de facilité, la
guérison a été si prompte, que nous n'hésiterions point
dans un cas semblable à employer la lithotritie périnéale.
Couper le moins de vaisseaux possible doit être un axiome
en chirurgie et surtout quand ces vaisseaux, comme ceux
des plexus prostatiques, restent béants après leur section.

OBSERVATION XXII (personnelle).

M. L. René, âgé de 15 ans, entre à la Maison de santé, pour être
opéré de la taille, le 15 novembre 1872.

Enfant peu développé, à tempérament lymphatique, ayant déjà
subi la taille à l'âge de 8 ans. Durant deux années après la première opération, les symptômes du calcul vésical avaient complètement disparu, l'enfant urinait facilement, sans douleurs, gardait
les urines pendant quatre à cinq heures ; la famille, en un mot, le
croyait radicalement guéri.

Les motifs qui avaient décidé la première opération étaient des douleurs atroces éprouvées au moment de la miction, des hématuries, un ténesme insupportable et constant. La lithotritie n'avait pas été employée, à raison de l'âge de l'enfant, du diamètre de son canal, dont l'irritabilité était d'ailleurs très-grande, et de l'impossibilité de dilater la vessie constamment appliquée sur le calcul.

L'opération se fit bien et sans encombre, le calcul fut retiré en entier, il mesurait, au rapport de la mère, environ 3 centimètres de longueur sur 1 centimètre 1/2 à 2 de diamètre. Dès le troisième jour, l'urine passait par le canal de l'urèthre, et dans la quinzaine, tout était terminé.

Vers l'âge de 9 ans, les mêmes symptômes reparurent et dans l'ordre suivant : d'abord, des envies fréquentes d'uriner qui allèrent en augmentant, présentant des alternatives, cessant pendant quelques jours, pour reparaître plus violentes, puis des douleurs à l'extrémité de la verge, un sentiment de pesanteur au périnée.

Vers la douzième année, des hémorrhagies vésicales réapparaissent avec des intermittences assez longues; l'enfant profite des moments de répit pour réparer ses forces, de sorte que, malgré ses souffrances, il n'est point trop amaigri. On espère toujours une guérison, on redoute une seconde opération de taille; mais en fin de compte, les symptômes qui, au lieu de s'amender, s'aggravent, décident la famille à conduire le petit malade à la Maison de santé.

15 novembre. La pression sur les reins ne détermine aucune douleur, les antécédents, soigneusement interrogés, ne peuvent rien faire présumer de ce côté; les urines, contrairement à ce qu'on eût pu attendre, sont claires, laissent déposer un peu de mucus et des petits graviers.

Un premier cathétérisme explorateur ne détermine pas de fièvre, mais il est très-douloureux, l'enfant pousse des cris, la vessie est très-rétractée sur les calculs, qui paraissent avoir un assez gros volume.

Les mêmes raisons qui avaient fait décider la première taille font rejeter encore une fois la lithotritie.

Le 20. On pratique la taille médiane avec dilatation du col vésical et de la portion prostatique de l'urèthre. L'incision de l'urèthre ayant été faite sur la portion membraneuse et sans léser le bulbe, qu'il est assez facile d'éviter chez les enfants, M. Demarquay introduit un dilatateur qu'il a fait fabriquer chez M. Mathieu, et dont nous constaterons tout à l'heure les avantages.

La dilatation fut faite lentement, sans secousses, et les tenettes pénétrant alors facilement dans la vessie rapportèrent un premier calcul; on les introduisit encore deux fois pour prendre les fragments d'un autre calcul qui avait été brisé. Ces calculs étaient composés de deux couches, d'urate et de phosphate de chaux.

L'opération ne dura guère plus de dix minutes, il n'y eut presque pas d'écoulement de sang. Pas de pansement consécutif, on se contente de placer une éponge au niveau de la plaie, et de soutenir modérément les jambes, au-dessous du genou.

Soir. L'enfant est bien, je trouve le pouls peu rapide, la température, dans l'aisselle, marque 38°.

Le lendemain et les jours suivants, tout fut pour le mieux; je passe sur les détails de l'observation. La température n'est montée qu'une fois jusqu'à 39°, il n'y a pas eu d'hémorrhagie, de douleurs vives en urinant, d'accidents du côté du tube digestif.

Le quatrième jour, une bonne partie de l'urine sort par le canal; bon appétit, pas de souffrances.

Le dixième jour, il ne coule presque plus d'urine par la plaie, qui ne mesure guère plus d'un centimètre d'étendue.

Le malade sort, le 4 décembre, guéri, et sans avoir eu à supporter le moindre accident.

Cette observation mérite de fixer l'attention sur plusieurs points :

1° L'état des reins et de la vessie, qui paraissaient sains, malgré d'aussi longues épreuves ;

2° L'irritabilité de l'urèthre et la contracture des plans vésicaux;

3° La dilatabilité très-grande de la portion prostatique du canal et du col vésical ;

4° L'absence presque complète de réaction et la guérison facile et prompte de la plaie périnéale ;

5° Le peu de durée de la paralysie du col, déterminée par la dilatation, puisque le lendemain matin, l'enfant éprouvait déjà le besoin d'uriner et pouvait retenir ses urines pendant quelques instants ;

6° Les avantages du dilatateur de M. Demarquay.

La figure ci-contre représente cet instrument qui est à quatre valves.

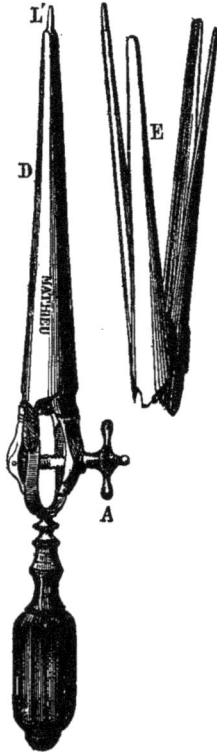

A. Ecrou au moyen duquel on produit la dilatation; il agit sur une tige graduée qui indique le degré de la dilatation à chaque temps.

L. Embou mousse qui entre dans la cannelure du ca-théter.

D. Vue de l'instrument fermé.

E. Vue de l'instrument ouvert.

Le dilatateur de M. Dolbeau présente, suivant nous, plusieurs inconvénients:

1° Son extrémité en pointe, formée par les six branches qui le constituent, peut facilement pénétrer dans les tissus et faire fausse route. M. Dolbeau en rapporte un cas dans son traité de la lithotritie périnéale.

2° Il faut deux temps pour pratiquer la dilatation, car l'instrument ne peut pénétrer du premier coup dans l'intérieur de la vessie.

3° Les six branches, effilées à leur extrémité, exposent à déchirer la prostate et le col vésical ;

4° L'instrument, quand il est ouvert, offre un cône à base extérieure au lieu d'être renversé.

Le dilatateur *A* permet de pénétrer du premier coup dans la vessie ; quand il est ouvert, il forme un cône renversé ; ses branches et son ambou qui sont mousses, n'exposent point à des déchirures.

Les barrières uréthro-vésicales sont une contre-indication de la lithotritie périnéale, même quand elles ne sont pas dues à une hypertrophie des lobes de la prostate, car la dilatation ne parvient souvent pas à les déchirer, et quand on veut retirer les tenettes chargées du calcul, on éprouve des difficultés insurmontables.

Dans le cas suivant, la barrière était mince, mais assez prononcée pour gêner considérablement le retour de la sonde, une fois qu'elle avait pénétré dans la vessie. Ce motif qui avait fait rejeter la lithotritie, décida aussi à inciser le col vésical plutôt qu'à le dilater.

OBS. XXIII (personnelle).

M. X..., 44 ans, entre à la Maison de santé, pour se faire opérer de la pierre.

Homme de bonne constitution, paraissant jouir d'une bonne santé habituelle, toutes les fonctions s'accomplissent bien, à part celle de la vessie.

Il y a deux ans, colique néphrétique durant une demi-heure environ, soulagée par un bain, le malade passe une saison aux eaux de Vichy.

Nouvelle colique au mois de juillet, nouvelle saison aux eaux.

Troisième colique huit jours après son arrivée.

Dès lors hématurie qui dure huit jours, pour cesser pendant un égal laps de temps, ou bien ne cesser qu'un jour.

Urines sédimenteuses, muco-purulentes, à dépôt rougeâtre, sablonneuses, urination difficile ; le malade est obligé de se sonder. Quelquefois il urine sans cathétérisme, surtout quand il est au bain.

Dans d'autres cas le jet se supprime tout d'un coup, après avoir été fort et plein.

Douleurs assez accusées dans la région du rein gauche.

Douleurs au bout de la verge.

Trois cathétérismes, pratiqués par des chirurgiens divers, n'ont jamais déterminé d'accès de fièvre.

Jamais de fièvre le soir, appétit bon, selles régulières.

24 novembre. L'introduction d'une sonde en métal fait reconnaître une pierre parfaitement mobile dans la vessie, assez dure, du volume d'une grosse amande.

La sonde n'est nullement arrêtée dans son introduction, bien que la façon dont le malade urine puisse faire croire à une barrière uréthro-vésicale.

Prostate à volume ordinaire. Pas de fièvre le soir.

M. Demarquay songe à la lithotritie; mais en raison de la barrière uréthro-vésicale qu'il diagnostique et qui arrêterait certainement les fragments de la pierre brisée, il se décide à pratiquer la taille.

Après un traitement préparatoire qui dure jusqu'au 5 décembre, l'opération est pratiquée ce jour même de la façon suivante :

Une incision curviligne divise les tissus à 1 centimètre en avant de l'anus, puis le doigt est introduit et, suivant la paroi antérieure du rectum, tâche de découvrir le sommet de la prostate. C'est à ce niveau que le bistouri poussé dans la cannelure du cathéter, est ramené en avant dans une étendue de 1 cent. 1/2 à 2: on évite ainsi la section du bulbe. Une incision bilatérale divise la valvule urétro-vésicale et le col de la vessie, et les ténettes cherchent à saisir la pierre. Promenées dans toute la vessie, elles ne rencontrent rien, et si M. Demarquay, avec sa grande expérience clinique, n'eût été sûr d'avoir senti une pierre, on aurait pu croire à une erreur de diagnostic. De nouvelles recherches furent pratiquées avec des pinces courbées à angle presque droit, capables d'atteindre le bas-fond de la vessie, et on retira une pierre de phosphate de chaux, mesurant environ 3 cent. de longueur sur 1 1/2 d'épaisseur.

Il n'y eut pas d'hémorrhagie; lors de son réveil le malade n'était point trop affaibli par le chloroforme et l'opération. Une sonde est laissée à demeure, et on place entre les cuisses une éponge destinée à recueillir les urines des injections d'eau tiède sont pratiquées toutes les deux heures.

Soir. La sonde détermine des contractions vésicales énergiques et des douleurs assez vives ; je la retire. Le lendemain elle est réintroduite.

Avant l'opération, la température rectale marquait 37 3/5, le soir la température de l'aisselle est à 38 2/5. Le pouls est plein et fort ; la respiration n'est point trop fréquente ; le malade est un peu inquiet, mais cependant plein de confiance.

Le 6, matin. Temp. 38 3/5 ; face rouge, fiévreuse ; pouls fréquent, à 100 puls. ; respiration accélérée, 22 inspirations par minute.

Injection dans la vessie et sonde mise à demeure.

Soir. Accès de fièvre à trois heures avec ses trois stades ; les sueurs ont été peu abondantes. La peau est encore moite quand nous arrivons, température axillaire 39, 22 inspirations par minute, pouls 100. La sonde fait beaucoup souffrir le malade, l'éponge placée entre les cuisses n'est presque pas mouillée. Injection d'eau dans la vessie, 75 centigr. de sulfate de quinine.

Le 7. Temp. axillaire 38 2/5 ; respiration 20 ; pouls 96. Mauvaise nuit, toujours des injections dans la vessie ; 75 centigr. de sulfate de quinine, des toniques.

Soir. Pas d'accès de fièvre dans la journée, temp. axillaire 39 4/5 ; pouls 110 ; respiration 22. Le malade est agité, n'a pas mangé, a eu quelques envies de vomir, n'est pas allé à la selle ; la peau est très-chaude ; il n'y a pas eu de frissons ; ténesme vésical ; quelques gouttes d'urine seulement sont rejetées. Lavement avec 2 cuillerées de miel de mercuriale.

Le 8. Mauvaise nuit ; température à 39 4/5, respiration toujours fréquente et pouls rapide. L'examen des parties ne fait découvrir aucun foyer d'inflammation ; on remarque une ecchymose légère s'étendant d'une part aux bourses et de l'autre à la partie interne des cuisses.

Le malade se plaint toujours de douleurs déterminées par la sonde.

Soir. Accès de fièvre pendant la journée ; période de sueur presque nulle. Temp. 38 4/5, le malade est moins agité, se trouve mieux, le pouls est à 96. En somme, il y a une détente générale qui pourrait être de bon augure.

Le 9. Les prévisions de la veille ne sont pas confirmées ; la dernière moitié de la nuit a été mauvaise ; la température axillaire est remontée à 39. Les conjonctives sont jaunâtres, la face est grippée ; le malade se plaint de n'être pas allé à la selle. Nouveau lavement purgatif et sulfate de quinine. On songe à la possibilité d'une infection purulente.

Soir. Le malade est en plein accès de fièvre quand nous arrivons; les frissons sont déjà passés, et la peau qui est très-sèche et très-chaude fait monter le thermomètre à 40 2/5. Il y a une petite selle. Le malade se plaint toujours de son ténesme vésical.

Le 10. L'état général est bien mauvais; le malade est abattu, il répond difficilement aux questions qu'on lui pose, a des soubresauts de tendons, de la carphologie; ses yeux sont éteints, les conjonctives jaunâtres.

Soir. Pas d'accès de fièvre durant la journée; l'état général est allé en empirant, la peau est très-sèche, la température marque 39 3/5. L'auscultation pratiquée pour la quatrième fois ne fait rien reconnaître de plus que les jours précédents; les poumons sont un peu congestionnés et c'est tout.

Le 11. Le malade est agonisant, à onze heures il était mort.

Autopsie. — La famille permet de voir les reins seulement et encore ne laisse-t-elle rien emporter pour l'examen microscopique.

Ils sont atrophiés, grisâtres, ils paraissent en dégénérescence graisseuse; il n'y a pas d'abcès, ni de pus infiltré; pas de calculs dans les bassinets qui m'offrent une capacité normale.

Les symptômes présentés par le malade avaient fait diagnostiquer une infection purulente, nous regrettons que l'autopsie n'ait pu fournir des indications certaines.

Une hypertrophie considérable de la prostate est une contre-indication de la lithotritie périnéale, aussi bien que de la lithotritie ordinaire. Le tissu prostatique induré, épaissi, se laisse très-difficilement distendre, on le déchire plutôt qu'on ne le dilate et on se trouve alors dans le cas d'incisions multiples, sans en avoir les avantages. Le degré de dilatation qu'on peut obtenir est très-petit, ne suffit pas quelquefois à l'introduction de tenettes un peu fortes et l'on est obligé de recourir aux incisions bilatérales de Dupuytren, après avoir essayé le dilatateur.

C'est ce qui s'est passé dans le cas suivant

OBSERVATION XXIV (personnelle).

M. B..., vieillard de 70 ans, souffrait depuis longtemps de douleurs causées par des calculs vésicaux. Il fut convenu avec son médecin qu'on ferait appeler un chirurgien pour pratiquer la taille périnéale. L'opération se fit à Villiers-le-Bel où j'accompagnai M. Demarquay, en qualité d'aide.

Une incision périnéale transverse, située à 1 centimètre 1/2 au-devant de l'anus, met à découvert l'urèthre qu'on sectionne entre la pointe de la prostate et le bulbe. Le dilatateur de M. Dolbeau est ensuite introduit et l'on essaie en plusieurs temps de pénétrer jusqu'au col vésical; on arrive non sans peine et sans avoir fait saigner assez abondamment la plaie, ce qui nous paraît difficile à éviter avec la disposition et l'extrémité pointue des branches de l'instrument. Les tenettes sont ensuite introduites, et quand on essaie de les retirer chargées de fragments de calculs, on en est empêché par l'étroitesse du canal. Le dilatateur ouvert encore une fois, n'agran·dit pas considérablement l'ouverture, et l'on est obligé de recourir au lithotome double.

La vessie était une véritable carrière de phosphate de chaux, de sorte qu'il faut employer les tenettes au moins dix ou douze fois. Le malade après deux accès de fièvre est mort, le troisième jour, de ce qu'on a appelé apoplexie cérébrale, et qui pourrait bien être de l'urémie comateuse.

Le volume de la pierre et sa friabilité ne présentent pas seulement de graves inconvénients dans la lithotritie périnéale, car, dans quelques cas, lors même qu'on pratique la taille, il faut encore introduire souvent les tenettes pour débarrasser la vessie. Ces manœuvres fréquemment répétées déchirent la muqueuse et ouvrent autant de portes à la résorption urineuse; c'est ce qui s'est passé dans l'observation suivante.

OBSERVATION XXV (personnelle).

Taille périnéale. Mort.

M. X..., 62 ans, entré le 6 novembre, assez forte constitution, santé habituellement bonne. Depuis deux ans ce malade se plaint de douleurs survenant pendant la miction. ses urines laissent un dépôt muco-purulent qui se décompose avec rapidité. Il entre à la Maison de santé le 6 novembre 1872.

6 novembre 1872. Une sonde en argent, introduite, permet de reconnaître une pierre assez volumineuse, non mobile, qui paraît enchâtonnée en arrière du trigone vésical. La vessie est assez irritable, se vide très-fréquemment, ne supporte pas le liquide qu'on injecte et se contracte avec énergie sur la sonde.

Du 8 au 14. On fait tous les jours des injections d'eau dans la vessie, afin d'habituer cet organe à une certaine dilatation de manière à pouvoir manier le lithotriteur.

Le 15. On fait une séance de lithotritie ; l'instrument ne parvient pas à saisir la pierre qui est enchâtonnée et très-volumineuse. Soir, accès de fièvre. Temp. 39. Pouls 100, plein et fort.

Le 16. Diarrhée, de 12 à 15 selles par jour ; nausées ; encore un accès de fièvre le soir. Température 39 1/2. Pouls 100. Urines mucopurulentes.

Le 17. La diarrhée est un peu moins forte ; il n'y a pas d'accès de fièvre ; mais le thermomètre marque toujours 39 ; le pouls 100. Langue sèche, pas d'appétit.

Le 18. La diarrhée a disparu, le malade a un peu d'appétit, le thermomètre ne marque plus que 38 1/2 ; le pouls est à 96.

Le 19 et les jours suivants. Le mieux est complet ; le malade se lève, mange, est revenu à son état normal.

L'enchâtonnement probable de la pierre, son volume, l'irritabilité de la vessie, l'inflammation de la muqueuse vésicale et la pyélo-néphrite probable, la crise déterminée par un seul essai de lithotritie décident à pratiquer la taille.

L'opération est faite le 24 novembre en combinant la taille prérectale de Nélaton à l'incision bilatérale de Dupuytren. Le volume considérable de la prostate, reconnu par le toucher anal, et les autres motifs qui avaient fait rejeter la lithotritie décidèrent à ne point pratiquer la dilatation indiquée par M. Dolbeau.

La pierre est très-friable et se brise en une infinité de fragments de plus, elle est enchâtonnée de sorte qu'on est obligé d'introduire 10 ou 12 fois les tenettes, et par cela même le bénéfice de l'incision latérale est perdu.

Durant le premier temps de l'opération, il n'y a pas eu d'hémorrhagie ; malgré le volume de la prostate, le bulbe a été évité ; mais l'enchâtonnement de la pierre et la friabilité de la muqueuse vésicale, ont facilité sa déchirure, et par suite un peu d'écoulement sanguin, pendant tout le temps qu'on introduisait les tenettes.

L'opération a duré trois quarts d'heure. On n'a pas laissé de sonde à demeure; on s'est contenté de placer de la charpie au niveau de la plaie, afin de recueillir l'urine qui s'écoulait incessamment. Un peu de potage et vin de Bordeaux pendant la journée.

Soir. Le malade ne va pas trop mal ; il répond nettement à toutes les questions. Pouls 100. Temp. 39 1/2.

La nuit du 24 au 25 est assez agitée ; délire ; les urines ne peuvent être recueillies.

Le 25 au matin. Température 40; pouls plein, fort, très-intermittent, 100 pulsations ; diarrhée déterminant des selles fréquentes. A une heure, temp. 41, diarrhée continuant, langue sèche, face grippée, odeur urineuse.

Soir. Coma ; impossible d'obtenir une réponse, respiration stertoreuse, température 40°.

Autopsie. Rien à remarquer dans le cerveau, le cœur, les poumons et les intestins ; la rate est un peu diffluente.

Reins. Le rein droit est atrophié et infiltré de pus ; on y trouve de la néphrite interstitielle et dans certains points une dégénérescence graisseuse avancée. Le rein gauche est très-congestionné, il n'y a pas de pus ; mais on constate aussi de la néphrite insterstitielle.

Vessie. Revenue sur elle-même ; muqueuse ardoisée, arborisée par places, recouverte d'une couche épaisse de muco-pus. Le bulbe est ménagé, pas de pus dans les plexus prostatiques.

En résumé, de même que d'une façon générale, la lithotritie est une méthode de traitement supérieure à la taille, de même quand celle-ci aura été résolue, on devra de préférence s'adresser à la taille médiane avec dilatation du col vésical.

Mais de même aussi que la lithotritie ordinaire, la lithotritie périnéale a ses contre-indications, au nombre desquelles on doit compter :

1° L'hypertrophie considérable de la prostate ; car alors la dilation ne se fait pas et on n'obtient qu'un résultat, celui de contondre le tissu prostatique et de le déchirer en plusieurs points.

2° Le volume considérable du calcul et sa friabilité ; car il se brise en un grand nombre de fragments, on est obligé d'introduire douze à quinze fois et même plus les tenettes, et quelque précaution qu'on prenne, la muqueuse est toujours plus ou moins maltraitée. On observe alors de la résorption urineuse, quelquefois des abcès dans les parois de la vessie ou un phlegmon périvésical et de la péritonite.

3° Les barrières uréthro-vésicales ; la dilatation peut les déchirer, mais c'est le cas le plus rare et il ne faut pas y compter. On pourrait sectionner la barrière seulement et dilater ensuite.

Dans les cas où la lithotritie périnéale ne pourra être employée, il sera préférable de recourir à la taille prérectale, plutôt qu'à tout autre procédé. Les points de repère, pour éviter le bulbe, sont bien indiqués et faciles à trouver ; la résistance du plancher périnéal est détruite et la voie à suivre, pour pénétrer dans la vessie, est bien plus directe que dans la taille médiane.

Dans cette dernière, la section du périnée est verticale, tandis que les incisions de la portion prostatique et du col se rapprochent de l'horizontale ; dans la taille prérectale, toutes les incisions sont horizontales et l'ouverture qui mène dans la vessie a partout le même axe.

Enfin, qu'on cherche à détruire les calculs par la taille ou la lithotritie, il ne faut pas oublier que la résorption urineuse et l'urémie sont deux grands dangers à éviter.

Modifier l'état des urines et ne point s'exposer à déchirer la muqueuse vésicale à moins d'indications pressantes, tant qu'elles seront muco-purulentes, alcalines par fermentation ammoniacale ; telles sont les deux principales précautions à prendre contre la résorption urineuse.

Quand on soupçonne une lésion rénale, il faut employer contre elle tous les traitements conseillés par les médecins, en pareils cas ; les ventouses scarifiées appliquées en assez grand nombre contre la congestion, donneront de bons résultats.

Vu la longueur de notre travail, il est impossible de nous arrêter davantage sur le traitement, et si nous n'ajoutons qu'un mot au sujet du sulfate de quinine, c'est pour déclarer que nous lui avons toujours vu produire de bons effets.

———

OBSERVATION XXVI.

Cancer de l'utérus. Cachexie profonde. Troubles urinaires. Phénomènes urémiques. Refroidissement progressif. Coma. Mort. Compression et oblitération des uretères qui sont considérablement distendus ainsi que les bassinets. Hydronéphrose. Néphrite. Atrophie rénale. (Résumé d'une observation de MM. Béhier et Liouville).

Marie L..., 55 ans, réglée pour la première fois à 12 ans, règles abondantes et régulières; ménopause à 51 ans. En 1870, première perte de sang; développement d'un cancer de l'utérus. A son entrée à l'Hôtel-Dieu (1er janvier 1872), on note: anémie profonde; cachexie cancéreuse ; diarrhée rebelle ; cancer de l'utérus.

«Le 2. La malade accusait une sensation interne et pénible de refroidissement général et la température axillaire était remarquablement basse (36°8').» On remarqua ensuite des «troubles de l'urination qui était irrégulière et peu abondante et aussi quelques désordres momentanés de l'intelligence, de l'agitation et de la dyspnée.

«La malade est morte dans la nuit du 12 au 13 janvier. Elle s'est éteinte lentement dans un état comateux profond qui avait été remarqué dès l'après-midi. Pendant de longues heures, sa respiration a été bruyante et sifflante. La malade paraissait ne plus voir ni entendre. La fonction urinaire était supendue. On a observé un *refroidissement progressif* du corps très-accusé, augmentant de plus en plus, à mesure que l'agonie se prononçait. Pour nous elle paraît avoir succombé avec les principaux signes du *coma urémique.* »

Autopsie. Nous ne relèverons que les lésions relatives aux voies urinaires. Distension énorme de la vessie par 1 litre environ de liquide puriforme, de couleur verdâtre, avec dépôt par le repos. Les uretères sont distendus au point d'avoir presque le volume de l'intestin grêle et contiennent un liquide clair, transparent, laissant un dépôt blanchâtre au fond du vase, et donnant par la chaleur et l'acide azotique un précipité très-abondant d'albumine. L'analyse chimique de ce liquide, faite par M. Hæppfner, y a démontré la présence de l'*urée*. La muqueuse des *uretères* était altérée ; on voyait nettement à sa surface des colonnes et des enfractuosités.

« Les *uretères*, à leur issue de la vessie, étaient comprimés par une sorte de manchon cancéreux, qui avait amené une oblitération presque absolue, assez complète pour ne laisser passer qu'avec peine un crin de cheval. »

Les *reins* sont durs, ont un aspect lardacé. Au microscope, « on reconnaît une désintégration granulo-graisseuse, portée quelquefois très-loin et qui est due à l'étouffement des éléments comprimés. »

OBSERVATION XXVII.

Phénomènes graves d'urémie simulant la période algide du choléra. Abaissement progressif de la température. Rétention d'urine décomposée dans la vessie. Uretères distendus. Sclérose rénale. Modification apportée dans la répartition de l'urée. Ammoniaque dans le sang. (Observation due à MM. Béhier et Liouville).

Le 9 novembre 1872, à la visite du matin, on trouve, au n° 9 de la salle Sainte-Jeanne, un malade dont l'état extrèmement grave frappe de suite : c'est un homme âgé de 67 ans qui, amené ce matin en voiture, a marché cependant en montant, mais avec grande peine, aussi a-t-on cru qu'il n'irait pas jusqu'à son lit. Il est actuellement en décubitus dorsal avec une grande dyspnée, une agitation extrème. Le facies est grippé ; les paupières sont à demi abaissées ; les pupilles égales sont plutòt contractées. La parole est encore assez forte. Il y a un affaiblissement de l'intelligence : perte de mémoire, idées confuses, sans délire ; on ne peut donc accepter, comme ayant une grande valeur, tous les renseignements qu'il donne. On parvient néanmoins à savoir qu'il serait souffrant depuis huit mois, et plus malade depuis six jours. Il aurait, toutefois, de la diarrhée depuis plus longtemps (9 ou 10 selles par jour) ; ses linges sont en effet, tachés d'une matière fécale, de teinte jaune d'ocre. Langue très-froide, sans sécheresse. Le malade a vomi une seule fois. La pression de tout l'abdomen est douloureuse surtout vers les hypochondres.

Partout on note un refroidissement périphérique très-marqué et une difficulté extrème à se rechauffer ; la peau est sèche et se ride facilement comme la peau des batraciens. Contraction assez violente du testicule droit. Cet homme aurait uriné du sang. Depuis son entrée à l'hôpital, il n'a pas uriné ; il n'y a pas d'urine dans la vessie. Pas de douleur à la région rénale, région lombaire. A dix heures, pouls filiforme, presque imperceptible, T. R. 35°,4. A onze heures, T. R. 35° ; T. A. 34°. Cyanose des plus notables. Extrémités tout à fait froides. L'ensemble de ces manifestations fit songer de suite, malgré le vague des renseignements, à la possibilité *d'accidents urémiques* et M. Béhier s'arrêta immédiatement à ce diagnostic comme au plus rationnel.

La marche de la maladie, se terminant surtout par une température centrale, baissant de plus en plus, lui fit fixer de suite l'attention des élèves à la clinique, sur la recherche d'une *cause urémique* dans ce cas. On ne put voir le malade qu'une fois, car la mort arriva à midi quinze. Dix minutes après le dernier soupir, la température rectale donnait 34°.

Organes génito-urinaires. Les deux *reins* sont très-atrophiés. Ils sont résistants à la coupe. A l'extérieur, ils offrent l'apparence brightique à la dernière période. Les *uretères* sont dilatés, remplis d'un liquide qui a distendu de plus du quadruple le calibre du *calice*, des *bassinets* et des *uretères*. Une coupe d'un des reins montre qu'il n'existe plus qu'une très-légère coupe de substance rénale. Toutefois, on peut encore distinguer un réliquat de la substance tubuleuse ; une ou deux pyramides sont encore assez nettes. Les lésions de cet appareil, ayant été les lésions *prédominantes*, ont été l'objet d'un examen nouveau :

Vessie. Remplie d'une quantité énorme d'urine purulente et à coloration chyleuse.

Urèthre. Complètement libre.

Prostate. Considérablement *hypertrophiée*.

« Le diagnostic porté par M. Béhier à la seule visite qu'on ait pu faire du malade était exact ; c'était à un trouble complet dans la fonction urinaire qu'il fallait rapporter les derniers accidents et leur allure tout à fait spéciale.

« Toutefois, il manquait un contrôle indispensable, celui de *l'analyse chimique*. C'est elle, en effet, qui devait dire si les conséquences des lésions matérielles si nettement retrouvées à l'examen des viscères avaient bien porté sur les parties capables de déterminer à leur tour la spécialité relevée dans les phénomènes observés jusqu'après la mort. Nous eûmes recours à MM. E. Hardy et Yvon qui se chargèrent de l'examen chimique des liquides.

« M. E. Hardy, dans sa note sur les urines, indique que leur densité était de 1014 et leur réaction très-acide. Pour 1000, elles contenaient :

Eau	955 gr.	30
Matières solides .	44 »	70
Urée	8 »	82

Les matières solides ont donné : matières extractives 7,18 ; chlorure de sodium 0,52 ; acide phosphorique 0,30.

« L'examen du *sang* de la veine cave, recueilli à l'autopsie, montrait qu'il contenait des traces d'ammoniaque reconnue par la coloration légèrement brune que prend le réactif de Hessler.

« M. Yvon se chargea de l'examen du liquide anormalement contenu dans les uretères. Le poids étant de 8 gr., l'urée qui y était contenue y entrait pour 55 milligr.

« L'analyse du liquide provenant du cerveau (32 gr.) donna 85 milligr. d'urée. Là encore, on le voit, existait irrécusablement et anormalement réparti, le principe mortide qui devait traduire sa présence par des accidents tout à fait singuliers. » (Empruntée au *Mouvement médical.)*

Observation XXVIII.

(Due à M. Dupuy, interne des hôpitaux).
Calculs vésicaux et fongus du bas-fond de la vessie. Mort subite le
lendemain d'un cathétérisme.

M. X..., âgé de 61 ans, d'une constitution vigoureuse, entre à la Maison de santé, le 2 avril 1872, dans le service de M. Demarquay, pour se faire traiter d'une affection des voies urinaires.

Antécédents et mode de début. Depuis deux ans, ce malade souffre de la vessie ; à la suite d'une cause insignifiante, il a eu un pisse-

ment de sang, lequel fut suivi d'une rétention d'urine. Depuis
plusieurs mois, on doit le sonder deux fois par jour, car il n'urine
que par regorgement. Le médecin, chargé du cathétérisme, a cru
plusieurs fois sentir un calcul vésical.

Il y a huit jours, M. X... vint à Paris consulter M. Nélaton;
celui-ci essaya de pratiquer le cathétérisme, mais il rencontra des
difficultés et, après quelques tentatives infructueuses, il n'insista
point davantage. On décida que le malade entrerait à la Maison de
Santé.

Ajoutons que M. X..., a déjà eu plusieurs accès de goutte; il y a
trois ans, une congestion cérébrale a mis ses jours en danger. Enfin,
il a eu des fièvres intermittentes et a été guéri par l'administra-
tion de sulfate de quinine à hautes doses.

État actuel (3 avril). Le malade n'ayant pas uriné depuis la
veille, M. Demarquay se décide à pratiquer le cathétérisme immédiatement.

Une sonde métallique est d'abord enfoncée profondément dans
une fausse route; le même fait se reproduit avec une sonde de courbure différente. Alors, le malade étant couché en travers, le siége
sur le bord du lit et les cuisses maintenues fléchies par deux aides,
M. Demarquay introduit dans l'urèthre une sonde en gomme à
laquelle un mandrin communique une forte courbure; elle arrive
assez facilement dans la vessie. Celle-ci ne renferme que peu
d'urine sanguinolente; en même temps, il se produit une petite
hémorrhagie uréthrale. La sonde est laissée à demeure.

Le malade souffre beaucoup: il a du ténesme et des douleurs
périnéales intolérables.

Injection sous-cutanée de chlorhydrate de morphine: 2 centigrammes.

A 4 heures, *violent frisson, suivi de chaleur et de sueurs.* Le
ténesme et les douleurs périnéales n'ont guère été calmées par l'injection sous-cutanée; on en pratique une deuxième avec chlorhydrate de morphine: 3 centigrammes. Au bout de dix minutes, le
malade est calmé et s'endort paisiblement. T. R. 39°, 6.

A 6 heures, il tombe brusquement dans le coma.

A 7 heures, nous constatons les symptômes suivants: coma profond; insensibilité complète au monde extérieur, malgré les excita-
tions les plus diverses (piqûre, pincement, etc.); rétrécissement et
immobilité des deux pupilles; respiration bruyante, stertoreuse,
sueurs froides, congestion de la face. T. R. 36°,4.

Sangsues aux apophyses mastoïdes ; sinapismes aux jambes; ventouses sèches sur le thorax.

A'10 heures, la peau est chaude et sèche maintenant; il existe des phénomènes d'excitation: quelques convulsions, soubresauts des tendons. T. R. 36°,4.

4 avril. Même état à peu près; la face est plus injectée, la peau plus chaude ; les sueurs froides ont disparu. P. 84; T. R. 39°,4. A 10 heures, T. R. 40°.

Mort à deux heures de l'après-midi.

La famille n'a autorisé qu'une nécropsie partielle. Par la taille hypogastrique, on extrait de la vessie 20 calculs phosphatiques, de forme généralement arrondie. On peut sentir en outre un fongus occupant le bas-fond et le voisinage du col vésical.

OBSERVATION XXIX (personnelle).

M. X..., âgé de 55 ans, entre à la Maison de santé le 22 mars 1872.

Bourses tuméfiées, présentant sur certains points quelques légèrs escharres.

Rougeur érythémateuse et gonflement de la partie supérieure et interne de la cuisse droite, du périnée, des parois abdominales jusqu'à trois centimètres de l'ombilic.

En pressant sur ces parties rouges et tuméfiées, on perçoit une crépitation assez prononcée ; l'empreinte du doigt reste. Accès de fièvre durant la journée, de quatre à six heures du soir. Pouls 110; température 38,5. Excitation intellectuelle. Le malade n'accuse pas de rétrécissement antérieur.

Depuis une quinzaine, il souffrait un peu pour uriner. L'urine a cessé complètement ou à peu près depuis trois jours. On essaie d'introduire une sonde du plus petit calibre dans la vessie, c'est impossible.

Larges incisions sur les bourses au niveau du périnée, sur les parois abdominales. Il en sort un liquide spumeux, à mauvaise odeur, mélange d'urine, de pus et de sang. Compresses trempées dans du vin aromatique, vin chaud, thé au rhum à l'intérieur.

23 mars, soir. Un peu de délire. Température 38, pouls 100.

Le 24. Marmottements, délire habituellement tranquille, température 37, pouls 100 irrégulier. Facies très-déprimé, ne mange rien. L'infiltration s'étendant vers les lombes on fait une nouvelle incision.

Le 25. On passe facilement une sonde filière Charrière 15.

Matin. Le malade a moins de fièvre, moins de chaleur, va mieux; délire tranquille.

Soir. Température 38; pouls 115, irrégulier, petit; carphologie, soubresauts de tendons. Délire, respiration suspirieuse, entrecoupée.

Le 26. L'état général n'est pas meilleur. Pouls toujours petit et très-irrégulier, 100. Température 36, délire tranquille habituellement. Par moments (4 à 5 fois) durant tout le cours de sa maladie le malade se lève brusquement, entre en fureur; on est obligé d'employer la force pour le recoucher. Dans un de ces accès, il lance une tasse à la tète de la garde et casse une vitre. Dans son délire, souvent il parle et voit des animaux tels que chiens, rats, etc. Il a accusé du reste, dès son entrée, des antécédents alcooliques

Le 27. De grands lavages avec le vin aromatique étendu d'eau sont faits dans la plaie; ils sont répétés deux fois par jour. Température 37° 7/10. Pouls très-irrégulier, 80. Toujours le même délire la même carphologie, les mêmes soubresauts de tendons. Depuis les larges incisions l'infiltration ne s'étend plus, ses plaies ne présentent plus l'odeur gangréneuse des premiers jours.

Le 28. L'état du malade est le même que les jours précédents, la température a encore baissé de 2/10 de degré. Il expire dans la soirée.

Autopsie. Décollement de toutes les tuniques du testicule droit, qui est mis à nu; la tunique albuginée présente un commencement d'ulcération.

Décollement et aspect sanieux des parois abdominales du côté droit jusqu'à deux travers de doigt de l'ombilic.

Le décollement des bourses va jusqu'à la marge de l'anus.

Le côté gauche des parois abdominales est sain.

Le péritoine ne présente aucune altération : le tissu cellulaire du petit bassin n'est point enflammé.

La vessie a quintuplé de volume; elle remonte jusqu'à l'ombilic. Ces parois sont très-amincies; on voit que la dilatation a été très-prompte et qu'un développement compensateur n'a pu se produire. Elle contient de l'urine altérée, muco-purulente, un peu ammoniacale. La muqueuse ardoisée glisse bien sur la musculeuse qui, comme je l'ai déjà dit, est très-amincie.

Reins. Un peu décolorés, de volume normal. Les bassinets ne sont point dilatés, bien que les uretères aient atteint un volume assez considérable.

Urèthre. Rien à la prostate, veru-montanum normalement

développé, muqueuse un peu foncée. Dans la portion membraneuse, muqueuse boursouflée, épaisse, noirâtre. Elle paraît fendillée. L'examen le plus attentif ne permet pas de découvrir l'issue offerte. Il paraît que l'urine a filtré par une infinité de petits pertuis situés sur les parties latérales du canal.

La partie la plus étroite du canal mesure 1 centimètre 1/2 de largeur.

Remarques.—1° Quelle est la cause de la rétention d'urine?

2° Par ou celle-ci a-t-elle filtré ?

1° Ce malade n'accusait pas de rétrécissement antérieur, l'autopsie nous en a fait découvrir un très-faible dans la portion pénienne.

Le jour de son entrée, impossibilité complète d'introduire une sonde du plus petit calibre, *qui ne dépasse pas la region pénienne.* Deux jours après, on introduit facilement une sonde n° 15 filière Charrière.

Est-ce la prostate engorgée? Est-ce la contraction spamodique du col vésical ou du muscle uréthral qui formaient un obstacle infranchissable à la sonde du plus petit calibre? Non puisque celle-ci ne dépassait la portion pénienne.

Nous hasardons une explication ;

La muqueuse uréthrale est toujours altérée en arrière d'un rétrécissement, quelque petit qu'il soit. De plus ce malade était atteint depuis près d'un mois d'une blennhorragie aiguë.

N'est-il pas possible que, sous l'influence d'excès de boissons, cette muqueuse se soit boursouflée au point de former bouchon en arrière du rétrécissement.

Cette opinion n'est-elle pas confirmée par l'état de la muqueuse, vue à l'autopsie ?

L'impossibilité de traverser la région pénienne avec une sonde du plus petit calibre, quand deux jours après les incisions, on passe facilement une sonde filière 15, n'est-elle point aussi une preuve à l'appui?

Nous n'osons rien affirmer.

2° Par où l'urine a-t-elle filtré?

Souvent il est impossible de découvrir les points par où l'infiltration d'urine a eu lieu. Ce cas en est un nouvel exemple.

Les petites éraillures, les petits pertuis signalés sur la muqueuse en sont-ils le point de départ?

Ou bien est ce dû à un abcès de la glande de Cooper, ouvert dans l'urèthre, comme M. Demarquay en a observé plusieurs cas?

Le siége de l'infiltration urinaire dans la loge périnéale inférieure; l'impossibilité de constater la cavité de l'abcès de la glande de Cooper, nous font pencher pour la première opinion.

OBSERVATION XXX (personnelle).

L... Georges, 11 ans, entré le 9 septembre 1872, à la Maison de santé, pour des calculs dans la vessie.

Enfant peu vigoureux, peu développé pour son âge.

Depuis un an, envies fréquentes d'uriner, dysurie; les urines restent claires et rien ne pouvait faire présumer des calculs, on crut à la paresse et à une maladie simulée.

Du 15 septembre au 15 octobre, hématurie se renouvelant tous les jours; le sang se prend en caillots au fond du vase.

Depuis cette époque, les urines restent tintées en rouge; un médecin appelé diagnostique une affection calculeuse.

Après un traitement préparatoire de plusieurs jours, on pratique un cathétérisme explorateur le 17 novembre, qui ne fait pas découvrir de pierre dans la vessie.

A cette époque, l'hématurie s'étant arrêtée, les urines étaient chargées de mucus; ce cathétérisme ne fut point trop douloureux.

Deux jours après, des calculs assez volumineux, dont quelques-uns mesuraient bien un centimètre, s'engorgèrent dans la portion pénienne et formèrent un barrage qui, gênant considérablement la miction, causait de fortes douleurs.

Accès de fièvre, vomissements et diarrhée, urines très-rares, à peine un verre en vingt-quatre heures, dont la moitié au moins est constituée par du pus que l'ammoniaque rend filant.

Tout se calma en une huitaine ; puis des calculs s'engagent de nouveau ; on cherche à les refouler dans la vessie à l'aide d'une sonde.

Accès de fièvre, symptòmes urémiques gastro intestinaux et nerveux : insomnie, cauchemars, rêvasseries, soubresauts des tendons ; à peine un demi-verre d'urine dont la moitié est constituée par du pus.

On ne pratique plus aucun cathétérisme ; mais, dès que des calculs s'engagent dans l'urèthre, les mêmes symptómes d'urémie et d'intoxication urineuse se reproduisent et finalement entraînent la mort, qui survient vers le commencement de février.

Autopsie (faite par mon collègue et ami Marcano).

Reins. Capsule intacte, se séparant facilement.

Rein gauche. Abcès circonscrits dans toute la surface et surtout en haut.

Coloration noire grisâtre à la partie inférieure.

Coupe. En haut, le tissu a presque disparu et se trouve remplacé par du pus. Plus bas, teinte ardoisée, surtout dans la substance médullaire, qui contraste avec la coloration blanc-grisâtre due à l'infiltration.

La membrane du bassinet est très-injectée (pointillé très-fin) ; il y a dans certains endroits des exulcérations à bords très-nets.

Rein droit. Mêmes lésions, mais plus marquées que dans le gauche. Forte congestion à la partie inférieure. A la partie supérieure, couleur café au lait. L'infiltration purulente siége plus spécialement dans la substance médullaire et dans le bassinet.

Le microscope ne revèle pas de tubercules dans aucun des deux reins.

Une assez grande quantité de tubuli sont remplis de graviers en poussière.

Uretères. Injectés, dilatés ; pas de graviers.

Vessie. Abcès péri-vésical, circonscrit par le péritoine, et ne communiquant pas avec l'intérieur de la vessie. Muqueuse ramollie, congestionnée.

Urèthre. Sain.

Testicules. Durs. Dans le droit, poches de pus limitées par des cloisons. L'épididyme est dans le même état.

Dans le testicule gauche, la lésion est moins avancée.

Il n'y a pas de granulations tuberculeuses, mais de petites cellules

se transforment en fibres qui finissent par former des noyaux
caséeux.

Les pièces ont été présentées à la Société anatomique.

Observation XXXI.

J'avais déjà traité le jeune homme qui fait le sujet de cette observation pour un rétrécissement, à l'hôpital de la Pitié. Il en était
sorti guéri et avait conservé l'habitude de se passer de temps en temps
des sondes dans le canal; mais ayant, ces derniers temps, négligé
cette précaution, son rétrécissement reparut, et je le fis recevoir dans
cet hôpital.

Il ne pouvait plus se sonder lui-même ; je le sondai il y a quelques
jours. Je parvins dans la vessie sans beaucoup de difficulté et d'em-
barras et lui-même put recommencer à passer une bougie. Le lendemain d'un dernier cathétérisme que je lui avais pratiqué, je le
trouvai atteint d'une fièvre très-forte ; cette fièvre avait été précédée
d'un violent frisson, et même d'un tremblement qui dura longtemps
avant la réaction, qui fut elle-même très-forte, et qui fut suivie d'une
sueur abondante. Cette fièvre se maintint. Je fis faire à ce malade
plusieurs saignées, le mis à la diète absolue et à l'usage des boissons émollientes. La fièvre continue, le genou droit devint très-
douloureux et gonfla d'une manière démesurée ; une arthrite purulente devint manifeste. Malgré le traitement antiphlogistique le
plus énergique, la langue se sèche, le délire survient, l'adynamie se
déclare, et le malade succomba le sixième jour après l'invasion des
premiers symptômes de la maladie (Velpeau).

Observation XXXII.

Alors que j'étais chargé du service chirurgical à l'hôpital de la
Pitié, je reçus un individu atteint d'une gonorrhée et d'un rétrécissement considérable de l'urèthre. J'étais déjà parvenu à introduire dans son canal et dans la vessie, une bougie très-fine, lorsqu'il voulut un jour se sonder lui-même ; il y réussit, mais en déterminant quelques douleurs et l'écoulement d'une certaine quantité
de sang. Le lendemain je le trouvai avec une fièvre très-forte qui
avait été précédée d'un tremblement très-fort. La saignée générale,
la diète, les émollients ne calmèrent pas les accidents. Le jour
suivant, douleurs vives dans les articulations tibio-tarsiennes avec
gonflement considérable. Les accidents allèrent toujours en aug-

mentant, et le cinquième jour je crus devoir donner issue au pus qui distendait ces deux articulations. Pendant trois semaines, il y eut une suppuration abondante, et le malade fut en danger de mort ; mais enfin il guérit avec une ankylose des deux articulations. (Velpeau. Leçons orales de Clinique chirurgicale.)

OBSERVATION XXXIII.

Néphrite chronique. Calcul vésical. Lithotritie. Accès de fièvre à forme névralgique. Mort.

M. B... souffrait des voies urinaires depuis 1849 ; en 1854, on reconnut une pierre dans la vessie.

Après différentes péripéties, des alternatives de mieux et de plus mal, Civiale, jugeant le moment convenable, opéra M. B..., qui supporta péniblement les manœuvres du broiement de la pierre ; plusieurs séances furent suivies d'accès fébriles, irréguliers et incomplets.

Tout à coup, peu d'heures après une séance de broiement, M. B... fut pris d'un violent accès de fièvre, qui présenta tout de suite des caractères inusités et qui firent un moment croire à une complication abdominale grave. Après un frisson violent, accompagné de vomissements bilieux, le ventre devint le siége de douleurs aiguës, exacerbantes, qui arrachaient des cris au malade et et que la moindre pression exaspérait. M. B... redoutait le plus léger contact.

Y avait-il une péritonite ? Un examen attentif fit bientôt écarter cette idée ; non-seulement la nature et la succession des symptômes généraux n'étaient pas celles qui accompagnent la péritonite, mais il n'y avait eu des vomissements qu'au début ; le ventre n'était pas ballonné, les douleurs étaient plus vives d'un côté que de l'autre, surtout dans les points d'émergence des nerfs, et on les reveillait en pinçant la peau.

On était donc en présence d'accès fébriles à forme névralgique. Prenant en considération la force du pouls, la chaleur de la peau et l'absence de vomissements et de ballonnement du ventre, on administra du sulfate de quinine ; mais ce fut en vain ; la peau se refroidit, le pouls s'amoindrit et le malade mourut. (Philipps, loc. cit., p. 637.)

Observation XXXIV.

Rétrécissement. Dilatation, puis scarification. Dyspnée intense. Mort.

Un homme âgé de 58 ans avait l'urèthre fortement rétréci et pour ainsi dire oblitéré; l'urine sortait par des fistules périnéales. Une ponction dans l'urèthre, d'avant en arrière, rétablit momentanément le cours de l'urine par le canal. Le malade sortit de l'hôpital pour y rentrer quelques mois après; le rétrécissement s'était reproduit. On eut recours à la dilatation d'abord, puis à la scarification; celle-ci fut pratiquée sans difficulté, mais le malade parut souffrir beaucoup. Au bout de quelques heures, il fut pris d'un violent frisson, auquel succéda une forte chaleur, et ce fut pendant cette période de réaction qu'il fut subitement pris de suffocation et qu'il mourut. (Thèse de Perdrigeon, 1853. Observation empruntée à un mémoire de Civiale sur l'uréthrotomie.)

Observation XXXV.

Affection ancienne des reins. Catarrhe de la vessie. Calcul méconnu. Opération de la lithotritie. Accès de fièvre à forme comateuse. Mort.

Mme C..., âgée de 70 ans, avait depuis plus d'une année, les signes rationnels de la pierre; un premier cathétérisme explorateur fut négatif et n'amena immédiatement aucun accident fébrile. Les symptômes allèrent s'aggravant, et, après quelques semaines, un jeudi, vers onze heures du matin, apparurent tout à coup des symptômes semblables à ceux qui accompagnent le ramollissement du cerveau. 4 sangsues placées à la base du crâne diminuent la gravité des symptômes, et les sueurs paraissent au matin.

Les deux jours suivants, les mêmes symptômes se reproduisent; enfin, le quatrième jour, retour à l'état normal.

Les mêmes accidents se reproduisirent, et Philipps fut mandé par le Dr Gorlier.

Un cathétérisme explorateur lui fit reconnaître une pierre dans la vessie; mais l'épuisement de Mme C... s'opposait à ce qu'on la débarrassât de sa pierre par la taille, et l'état de la vessie, qui tolérait à peine 2 onces d'eau, ne permettait pas immédiatement l'emploi de la lithotritie.

Pendant cinq semaines, on fit des injections d'eau tiède, et en peu de temps, les mucosités diminuèrent, pour disparaître entièrement;

la vessie put recevoir 10 onces d'eau ; la malade se leva et vint prendre ses repas en famille.

On pratiqua à cette époque une séance de lithotritie; on brisa un calcul de phosphate ammoniaco-magnésien, des fragments furent rendus en urinant, et l'état général fut très-satisfaisant.

Le quatrième jour après l'opération, Mme C... se plaignit d'une vive douleur dans la région des reins, et la fièvre revint. C'est alors que parurent tous les symptômes de la fièvre à forme comateuse qui ne cessèrent plus, et la malade mourut.

L'autopsie ne fut pas pratiquée, mais durant la vie, on avait senti dans l'abdomen une douleur volumineuse, douloureuse à la pression et formée par le rein gauche. (Philipps, *Traité des maladies des voies urinaires*, p. 632).

OBSERVATION XXXVI.

Une femme d'un âge avancé, était depuis quelques temps à l'hôpital de la Pitié, pour une légère affection de l'estomac, lorsqu'elle fut prise du soir au lendemain de symptômes cérébraux fort graves; coma continu, yeux convulsés en haut, commencement de résolution générale.

Le lendemain matin, symptômes aggravés; résolution complète et générale de tous les membres; cette femme n'entend plus ce qu'on lui dit ; yeux toujours convulsés en haut; râle trachéal. Mort à deux heures.

Autopsie. — Les deux reins sont dans un état presque complet d'atrophie, avec développement d'une quantité énorme de kystes. Catarrhe de la vessie ; urine chargée et donnant un dépôt assez épais.

Assez grande quantité de sérosité dans les méninges et les ventricules ; les méninges n'offrent aucune injection. (Rayer, *Maladies des reins*, t. III, p. 519. Cas communiqué par Béhier).

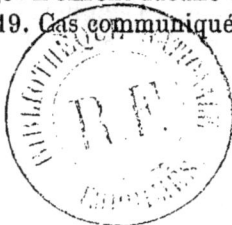

Paris. A. PARENT, imprimeur de la Faculté de Médecine rue M^r-le-Prince, 31.

Des eaux minérales de Contréxeville, par le Dr DEBOUT, médecin
inspecteur, chevalier de la Légion d'honneur   2 fr.

**Traité de l'immobilisation directe des fragments osseux dans les
fractures,** par le docteur BERENGER-FÉRAUD, médecin principal de la
marine. 1 vol. in-8 avec figures dans le texte.   10 fr.

Traité des fractures non consolidées, ou pseudarthroses, par le docteur
BERENGER-FÉRAUD. 1 vol in-8 avec figures dans e texte.   10 fr.

Traité des maladies de l'estomac, de W. BRINTON, traduit par le docteur
RIANT, précédé d'une Introduction par le professeur LASÈGUE. 1 vol. in-8
avec figures dans le texte; le volume cartonné en toile.   7 fr.

Traité des maladies de l'oreille, par A. DE TROELTSCH, professeur à la
Faculté de médecine de Würzbourg, traduit par les docteurs KUHN et LEVI.
1 vol. in-8 avec figures dans le texte; le vol. cart. en toile.   8 fr. 50

**Leçons sur le traitement des maladies chroniques en général, et
des affections de la peau en particulier,** par l'emploi comparé des
eaux minérales, de l'hydrothérapie et des moyens pharmaceutiques, pro-
fessées à l'hôpital Saint-Louis par le docteur BAZIN, rédigées et publiées
par E. MAUREL, interne des hôpitaux, revues par le professeur, 1 vol. in-8;
cart. en toile.   8 fr.

Des paralysies des muscles moteurs de l'œil, par A. VON GRAEFE, professeur d'ophthalmologie à l'Université de Berlin, traduit par A. SICHEL,
revu par le professeur. 1 vol. in-8.   3 fr. 50

**Traité iconographique de l'ulcération et des ulcères du col de l'uté-
rus,** par Armand DESPRÉS, professeur agrégé à la Faculté de médecine de
Paris, chirurgien de l'hôpital de Lourcine. Grand in-8 avec planches
lithographiées et coloriées.   5 fr.

**Traité clinique et pratique des maladies puerpérales suites de
couches,** par le docteur HERVIEUX, médecin de la Maternité de Paris.
1 fort volume in-8 avec figures dans le texte; le vol. cart. en toile. 16 fr.

Traité des maladies du fond de l'œil et atlas d'ophthalmoscopie,
par L. DE WECKER et E. DE JAEGER. 1 vol. gr. in-8, accompagné d'un atlas
de 29 planches en chromolithographie.   35 fr.

Comptes-rendus des séances et mémoires de la Société de biologie,
tome XXIe de la collection. 1 vol. in-8 avec planches lithographiées et
coloriées.   7 fr.

Paris. — Imp. A. Parent, rue Monsieur-le-Prince, 31.

www.ingramcontent.com/pod-product-compliance
Lightning Source LLC
Chambersburg PA
CBHW071902200326
41519CB00016B/4489